2020年农家书屋专用

实用医学系列丛书
SHIYONG YIXUE XILIE CONGSHU

总主编：王昆华　副总主编：王华伟

试管婴儿一本通
SHIGUAN YINGER YIBENTONG

主编：王华伟　唐　莉　杨泽星

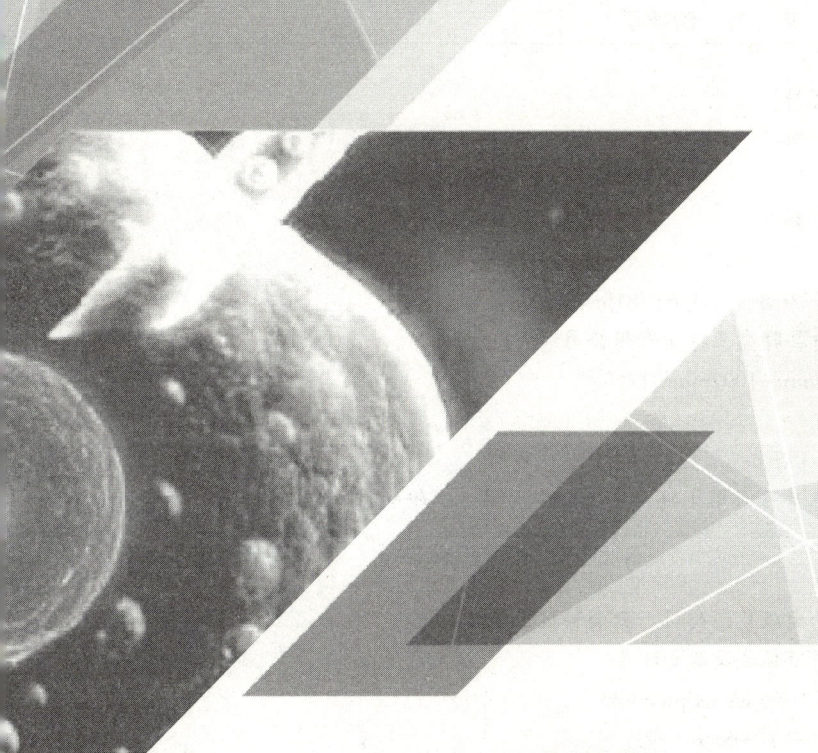

云南出版集团公司
云南科技出版社
·昆明·

图书在版编目（CIP）数据

试管婴儿一本通 / 王华伟, 唐莉, 杨泽星主编. -- 昆明：云南科技出版社, 2018.3（2020.7重印）
ISBN 978-7-5416-8815-7

Ⅰ. ①试… Ⅱ. ①王… ②唐… ③杨… Ⅲ. ①试管婴儿－基本知识 Ⅳ. ①R321-33

中国版本图书馆CIP数据核字(2018)第060500号

试管婴儿一本通
主编：王华伟　唐　莉　杨泽星

责任编辑：苏丽月
封面设计：郑招勇
责任校对：张舒园
责任印制：蒋丽芬

书　　号：	ISBN 978-7-5416-8815-7
印　　刷：	永清县晔盛亚胶印有限公司
开　　本：	787mm×1092mm　1/16
印　　张：	7.25
字　　数：	114千字
版　　次：	2018年3月第1版　2020年7月第3次印刷
定　　价：	36.00元

出版发行：云南出版集团公司　云南科技出版社
地　　址：昆明市环城西路609号
网　　址：http://www.ynkjph.com/
电　　话：0871-64190889

版权所有　侵权必究

编委会

主　　审：王昆华

主　　编：王华伟　唐　莉　杨泽星

副 主 编：文　娅　徐　玉　郭慧明　赵树华　速存梅
　　　　　饶　猛

参编人员：苏真芳　陈　丹　赵子涵　汪成芬　刘　苑
　　　　　冯玉昆　李金昆　洪晶安　莫　晖　毕艺彬
　　　　　杨文娟　姚有林　王　睿　刘　江　张昆玉
　　　　　武　钊　龙艳喜　崔红梅　唐　菊　张从飞
　　　　　刘映宏　刘清梅　罗　文　高建梅　贾　璐
　　　　　李鑫萤　杨曼侦　白云飞　吴文娟

声 明

医学和临床实践都在飞速发展,新的研究成果层出不穷,临床经验不断积累,临床用药不断变化,请读者务必跟进最新研究成果和法律相关事宜的最新信息。不同医生会根据自己的学识、经验及患者疾病进程制定最适合患者的治疗方案和采用各种预防意外的安全措施。在法律允许的范围内,出版社和编者均不承担由于运用本书相关知识对个人人身和财产造成的损伤或损害等责任。

出版者

前　言

目前世界范围内不孕不育发生率高达育龄人群的15%，且该比例由20世纪70年代的1%~2%上升到至今的10%~15%，短短的40多年间增长了近30倍。我国不孕不育的发生率目前约12.5%~15%。换句话说，每8对育龄夫妇中就有一对受到不孕不育的影响，且比例还在不断升高。不孕不育目前已成为继癌症和心脑血管病之后，严重影响人类健康的第三大疾病。

不孕不育是一个涉及多学科的疑难杂症。世界卫生组织认为，如此高的不孕不育发生率主要与环境污染、人们生活节奏加快、心理压力加大、生殖内分泌疾病增多、生育年龄推后等因素有关。不孕不育中，女性因素占50%，男性因素占40%，不明原因的不孕不育占10%~20%。

试管婴儿又称体外受精—胚胎移植技术，是将卵子和精子取出后在体外环境进行受精，培养成胚胎后在合适的时间窗口将胚胎植回母体子宫内发育成胎儿的过程。该技术是目前解决不孕不育的重要技术之一，已为很多不孕不育患者带来了新的希望，挽救了无数的家庭。

然而，试管婴儿技术涉及临床医学、胚胎学、遗传学及分子生物学等多学科的交叉，和科学前沿联系较为紧密、治疗过程涉及面广泛，是一个快速发展的学科，具有较强的前沿性和专业性。因此，很多患者在就诊过程中会出现各种困惑，希望《试管婴儿一本通》能给各位患者朋友排忧解惑，为试管婴儿过程助力！

焦虑与希望并存，爱与生命同在！

目 录

第一章　自然受孕 …………………………………………………… 001

第二章　不孕不育 …………………………………………………… 004
　第一节　不孕不育定义 ………………………………………… 004
　第二节　不孕不育原因 ………………………………………… 004
　第三节　男女双方备孕注意事项 ……………………………… 007

第三章　辅助生殖技术 ……………………………………………… 017
　第一节　人工授精 ……………………………………………… 017
　第二节　试管婴儿技术 ………………………………………… 019
　第三节　试管婴儿衍生技术 …………………………………… 021
　第四节　人工授精和试管婴儿技术的区别 …………………… 025
　第五节　试管婴儿第几代的选择指征 ………………………… 026

第四章　人工授精和试管婴儿前的准备 …………………………… 029
　第一节　如何选择医院 ………………………………………… 029
　第二节　证件的准备 …………………………………………… 029
　第三节　人工授精和试管婴儿流程 …………………………… 031

第五章　人工授精和试管婴儿进周前的主要检查项目 …………… 033
　第一节　人工授精和试管婴儿常规检查 ……………………… 033

第二节　生殖相关检测报告的解读 …… 034

第六章　试管婴儿促排方案的选择 …… 058

第一节　为何要选择超促排卵 …… 058
第二节　促排卵的适应证 …… 059
第三节　个体化促排方案的制定 …… 059
第四节　促排卵前的降调节治疗 …… 059
第五节　促排卵的慎用证 …… 060
第六节　促排卵患者的禁忌证 …… 060
第七节　常用促排方案 …… 061
第八节　促排效果的评定 …… 063

第七章　采卵术 …… 064

第一节　采卵流程 …… 064
第二节　取卵后注意事项 …… 066
第三节　卵泡数、获卵数及胚胎数之间的关系 …… 067

第八章　胚胎评分解读 …… 069

第一节　第三天胚胎评分标准 …… 069
第二节　囊胚期胚胎的评分标准 …… 070
第三节　鲜胚冷冻或囊胚培养的选择 …… 072
第四节　新鲜精液或冷冻精液的选择 …… 073

第九章　胚胎移植 …… 075

第一节　胚胎移植流程 …… 075
第二节　单胚胎或双胚胎移植该如何选择 …… 076
第三节　取消胚胎移植原因分析 …… 077
第四节　试管婴儿胚胎移植后常见症状及处理 …… 078

第五节　胚胎移植后常见问题及解答 …………………………… 079
第六节　试管婴儿移植后饮食原则 ……………………………… 083
第七节　试管婴儿移植后着床相关问题 ………………………… 085
第八节　科学面对胚胎停育 ……………………………………… 086
第九节　试管婴儿技术对女性和新生儿的影响问题 …………… 089
第十节　试管过程中常用药物的存储条件 ……………………… 090

第十章　生殖与遗传及遗传咨询 …………………………………… 092
第一节　不孕不育与遗传的关系 ………………………………… 092
第二节　遗传咨询 ………………………………………………… 100
第三节　PGS和PGD ……………………………………………… 104

第一章　自然受孕

受孕是一个比较复杂的过程，要完成这个过程，夫妻双方必须具备一定的生育基础和条件，这个过程同时受到多方面因素的影响。

1. 男性睾丸能产生正常的精子

正常成年男子一次射出的精液量为2～6mL，精子浓度>$15×10^6$/mL，有活动能力的精子达40%以上或前向运动的精子≥32%，正常形态≥4%（改良巴氏染色，WHO人类精液及精子-宫颈黏液相互作用实验室检验手册第5版）。如精子达不到上述标准，就不容易使女方受孕。

2. 女性的卵巢能排出健康成熟的卵子

月经正常的女性，通常每个月经周期都有一个健康成熟的卵子排出。卵巢要排出正常的卵子，卵子的存活时间约为1～2天。对于卵巢功能、储备功能下降或月经不正常造成不排卵，或排出的卵子质量差或排卵不规则的女性均受孕困难。

3. 生殖道必须通畅无阻

女方和男方的生殖道均需保持通畅。①女性的生殖道必须通畅，这样性交时进入阴道内的精子可以毫无阻挡地通过宫颈、子宫到达输卵管与卵子相遇，完成受精。受精卵也可以顺利地进入宫腔。若输卵管完全阻塞，精子和卵子失去结合的机会；若输卵管不全阻塞，则受精卵难以到达宫腔也可能失去自然受孕的机会或者造成异位妊娠。②男性的输精管道必须通畅，精子才能通过正常性生活排出体外，从而进入女性生殖道，实现与卵子结合。

4. 在女性排卵期前后要有正常的性生活，使精子和卵子有机会相遇

精子在女性阴道内能生存2~3天，卵子排出后能生存1~2天。女性排卵时间在下次月经来潮前14天左右，在排卵前后几天内性交才有助于女性受孕。在非排卵期性交受孕概率减小。

5. 精子和卵子结合后完成受精，形成胚胎

精卵结合形成胚胎，在输卵管内发育成桑葚样的胚胎，借助于输卵管蠕动和输卵管管腔内表面纤毛的微微摆动到达子宫，最后在子宫腔内发育成囊胚，这个过程大约3~4天。

6. 子宫内环境必须适合受精卵着床和发育

卵子在输卵管壶腹部受精后，一边发育，一边经输卵管向子宫方向移动，3~4天后到达子宫腔，6~8天就埋藏在营养丰富的子宫内膜里，然后继续发育为胎儿。胚胎要完成着床，就需要女性子宫能提供适合胚胎着床的子宫内膜环境，囊胚慢慢植入子宫内膜实现胚胎的着床。等胚胎和子宫内膜之间建立血液循环后，胚胎即可从子宫汲取营养，为胚胎发育提供丰富的营养物质，保证胚胎的正常发育，至足月分娩。受精卵发育和子宫内膜生长是同步进行的，如受精卵提前或推迟进入宫腔，这时的子宫内膜就不适合受精卵着床和继续发育，也就不可能怀孕。如果女性存在子宫畸形、子宫黏膜下肌瘤、子宫内膜息肉及子宫内膜复杂增生等异常情况时，也会影响胚胎成功着床。

7. 女性内分泌及免疫环境正常

胚胎着床是一个复杂的过程，涉及胚胎及母体的免疫机制。母体内分泌紊乱、免疫异常等都将导致不孕。

上述条件是女性受孕的前提和基础。除此之外，还有其他因素也会影响受孕，后面我们会详细阐述。

知识拓展：部分患者常忧虑性交后精子全部流出体外，没有进入女性子宫内。患者朋友们首先需要明白"精液"和"精子"这两个不同的概念。男方射出精液包括有精子、前列腺液、精囊腺及尿道球腺的分泌物等的混合物。其次，每次排出的精液量中含有大量的精子，且不同射精阶段的精液中所含精子量存在较大差异。所以，部分患者性交后流出的部分精液中虽然含有部分精子，但并不是全部的精子，且正常的精子非常活泼，具有很好的活动能力，能够游入女性体内受精。故同房后有部分精液流出女性阴道并不意味着绝对会引起女性不受孕。

第二章 不孕不育

第一节 不孕不育定义

不孕症：指凡婚后夫妇有正常的性生活、未避孕、同居1年而未受孕称为不孕症。

不育症：由男性因素引起的不育称为不育症。

不孕症和不育症分为原发性和继发性两类，既往从未有过妊娠史，无避孕，从未妊娠者为原发不孕或不育；既往有过妊娠史，而后无避孕措施，有正常的性生活，连续12个月未妊娠者称为继发不孕或不育。

第二节 不孕不育原因

女性不孕和男性不育病因的诊断是治疗的前提。女性不孕主要分为输卵管异常、排卵障碍、子宫内膜异位症、子宫内膜容受性异常、免疫学不孕及不明原因的不孕；男性不育主要分为性交困难、精液异常、排精障碍及不明原因不育等。

一、女性不孕

1. 输卵管性不孕

输卵管在捡拾卵子、运输卵子、精子及胚胎方面发挥着重要作用；输卵管也是精子获能，精卵相遇及受精的场所。感染和手术操作极易使输卵管黏膜受损，进而纤毛消失，蠕动障碍，与周围组织粘连、阻塞，进而影响输卵管的通畅和功能。盆腔感染、子宫内膜异位症、输卵管结核及输卵管绝育术后引起输卵管积水等是常见的引起输卵管阻塞或通而不畅的因素。绝育术时间越长，复通成功率越低。

2. 排卵障碍导致的不孕

排卵障碍是很多内分泌疾病的共同表现，占育龄妇女的20%~25%。临床主要表现为月经不规则，甚至闭经，月经周期短于26天或长于32天提示可能有排卵异常。同时伴有多毛症、男性化、溢乳及激素水平改变等内分泌紊乱，提示可能存在排卵障碍。

3. 免疫性不孕

目前与不孕有关的自身抗体主要分为以下两类：非器官特异性自身抗体和器官特异性自身抗体。前者指存在于不同组织的共同抗原的抗体，如抗磷脂抗体（APA）、抗核抗体（ANA）及抗DNA抗体等；后者指针对某个特异性器官组织自身抗原的抗体，如抗精子抗体（AsAAb）、抗卵巢抗体（AoVAb）、抗子宫内膜抗体（AEAAb）及抗绒毛膜促性腺激素抗体（AhCGAb）等，存在抗体可能导致不孕。

4. 遗传性不孕

遗传因素也会导致女性不孕。常见有染色体异常和基因突变等，如女性常见的Turner综合征（染色体核型为45，X），较正常女性少一条性染色体X，又称先天性卵巢发育不全综合征，可致女性性发育异常，无排卵，致女性不孕。

5. 不明原因性不孕

一对不孕夫妇所检查的各项指标都正常，而不孕原因又无法解释，即诊断为不明原因的不孕症。不良的宫颈分泌物影响、子宫内膜对早期胚胎的容受性差、输卵管蠕动功能不良、输卵管伞端拾卵功能缺陷、黄素化不破裂综合征、轻微的激素分泌异常（如黄体功能不足）、精子和卵子受精能力受损、轻度子宫内膜异位症、免疫因素、腹膜巨噬细胞功能异常及腹腔液中抗氧化功能受损等都可能导致不孕症。

二、男性不育

1. 男性生殖器官等异常

先天异常（如无睾症等）、输精管梗阻、精索静脉曲张、雄激素靶器官病变等均可导致男性不育。

2. 内分泌异常

内分泌异常可导致男性不育，主要有促性腺激素合成或分泌功能障碍、选择性LH缺陷症、垂体瘤对LH分泌的影响、肾上腺皮质增生症及21-羟化酶缺陷等。

3. 性功能障碍

性功能障碍包括性欲减退、勃起功能障碍、早泄、不射精及逆行射精，精液不能正常射入女性阴道等。

4. 免疫因素

如男性产生的抗精子自身免疫和由女性产生的抗精子同种免疫等。

5. 感染因素

腮腺炎病毒可引起睾丸炎，梅毒螺旋体也可引起睾丸炎和附睾炎，淋病、结核、丝虫病可引起输精管梗阻，精液慢性细菌感染，支原体、衣原体感染可使精液中白细胞计数增多等，上述感染因素均可导致男性不育。

6. 遗传因素

染色体和基因突变导致男性生殖系统异常，如克氏综合征和XYY综合征均可导致男性不育。

7. 理化因素与环境污染

高温、放射线、与天然激素有类似结构和功能的环境毒素等均可导致男性不育。

8. 药物

手术中的鸦片类药物、抗癌药物、化疗及抗高血压药物等可直接或间接影响精子生成，导致男性不育。

9. 不明原因的不育

男性不育中约30%的患者经目前常用的检查方法仍不能查出确切病因，称为不明原因的不育。

第三节　男女双方备孕注意事项

一、影响优生的因素

优生的实现是通过遗传和环境共同调控。除染色体数目、结构异常及基因突变等会影响受孕外，环境和生活习惯也会对受孕产生重要影响。

1. 工作压力大

随着人们生活节奏的加快，工作和家庭压力都在不断增大。研究显示，长期处于高压会使人处于亚健康状态，造成女性月经不规律和男性精子质量下降，这些情况严重影响夫妻受孕。

2. 食品不安全

催熟的水果和蔬菜、添加防腐剂的罐头等问题食物会影响女性正常排卵和降低男性精子质量，导致不孕不育。

3. 环境污染重

环境污染，如雾霾及空气粉尘等，会严重损害人们的身体健康，对夫妻孕育或多或少有一定影响。

4. 同房次数过频或过少

很多事情，欲速则不达。部分患者通过增加同房次数试图达到尽早受孕的目的，然而同房频率过高会导致男性精液越来越稀薄，精子数量越来越少，这会大大降低女性受孕概率。但过少的性生活次数也会影响女性受孕，男性的精子每3～4天就会更新一批，长期不同房带来的后果是进入女性生殖道内的大多是老弱病残的精子，这类精子受精能力低下，会影响女性受孕。每周3～4次的性生活为适宜的性生活频率。

5. 体重超标或营养不均衡

体重超过或低于标准体重的15%以上女性往往会出现肥胖或营养不良，使女性内分泌紊乱，造成女性月经不调、排卵障碍等，进而影响怀孕。肥胖患者对胰岛素不敏感，患多囊卵巢综合征的风险增加，加剧不排卵的境况。因此，如果女性过于肥胖，在备孕期间需要减肥，将体重控制在合适的水平。营养不良患者需要通过加强锻炼和增加营养让体重调整到正常水平。

> **温馨提示**：有生育需求的夫妇，应该有规律的生活作息时间、规律的饮食，避免熬夜、戒除烟酒等不良嗜好，否则会引起内分泌失调，导致患者身体处于亚健康状态，从而影响受孕。另外，备孕夫妻需适当补充含有叶酸的复合维生素，以预防叶酸缺乏引起的胎儿神经管畸形等发育缺陷。

二、备孕期心理准备

心理压力大和焦虑的情绪会降低怀孕成功率，在试管婴儿助孕过程中，患者情绪的好坏直接影响治疗效果。

1. 影响原因

精神高度紧张会影响女性内分泌，致使血管长期处于收缩状态，这会影响女性卵巢和子宫局部血供。此外，神经紧张会使体内一些神经介质的释放出现异常，造成子宫、输卵管肌肉收缩紊乱，影响胚胎正常着床，导致受孕失败。

2. 如何调整

①备孕过程中，一定要保持良好的心情和放松的心态，这样才有助于胚胎着床，提高受孕率；②自己更要学会调节心情，疏导压力，尽量减少心理因素对受孕的影响。如转移注意力，正常工作、生活、学习，切忌刻

意过度关注，导致心理压力过大；③家人共同努力，共渡难关。在整个助孕治疗过程中，几乎大部分时候都是妻子一个人在忙，其实不然，生孩子除了妻子努力外还需要丈夫的关怀和鼓励，尽可能地陪同妻子一起检查、治疗，并体会妻子的艰辛，在她沮丧难过的时候给她安慰和支持，让妻子可以轻松愉悦地度过整个试管过程。

三、备孕期饮食原则

备孕和试管期间如何吃是每一个备孕爸妈常关注的问题。健康、卫生饮食第一位；营养均衡是关键；特殊情况方需进补是备孕和试管期间的需注意的饮食原则。

1. 健康卫生饮食

路边摊、烧烤、不新鲜的肉类、隔夜饭菜、地沟油、反季蔬菜和水果、激素药物处理过的食品等都是有问题的食物，这些会导致身体状况处于亚健康状态，如地沟油多含有黄曲霉素和苯并芘，两种毒素都是致癌物质，甚至可致胃、肠、肾及乳腺、卵巢及小肠等部位肿瘤的发生。因此，健康饮食是前提。

2. 营养均衡是关键

人体正常代谢需要均衡的营养物质，既要包含能量供给食物，如淀粉、谷类等主食（米饭和馒头类），适量的蛋白质（鱼虾和肉类），同时还要进食水果、蔬菜等来补充维生素和微量元素等。饮食均衡人群一般无需特别补充，备孕女性和孕妇，可适当补充B族维生素、铁、叶酸及钙等。

3. 特殊情况方需食补

一般情况下，健康卫生、营养搭配合理的食物即可满足人们生活中大部分能量和微量元素的供给。因此，除特殊情况外，不需要大量进补。然而，常有患者朋友，在试管备孕前和孕期进行大量的进补，其实是没有太多道理，尤其是通过名贵中药材进补更是要慎重。如火上煲很久的老汤和炖汤等，一般都加入不少肉类，长时间熬制，大量的嘌呤会溶解到肉汤中，经常喝嘌呤过高的老火汤，会造成尿酸在血液中堆积，尿酸含量升高，易导致痛风和肝肾损伤等，所以进补要慎重。

建议备孕和准备试管的朋友，在饮食上要注意饮食安全、重视营养均衡，从生活中为备孕做好充分的准备。

四、备孕和孕期用药安全

俗话说"是药三分毒"，无论是任何药物在发挥其治疗作用的同时，也存在一定副作用。备孕或孕期生病了是否要吃药？吃什么药？在未知怀孕情况下吃了某些药物，胎儿是否会畸形？这是临床上备孕和孕期最关注的用药安全问题。正确处理备孕和孕期用药安全问题是确保健康生育的关键环节。备孕和孕期用药需谨慎，建议遵循以下5大原则。

1. 尽量避免一切不必要的用药

叶酸和复合维生素等是孕期推荐使用的药物，部分孕妇可能也需要补充铁剂等，除此外，其余补品一般情况都是非必需的。"是药三分毒"中的药既指西药，也包含中药，不要盲目用药。

2. 备孕和孕期生病，权衡利弊前提下合理用药

感冒和腹泻是备孕和孕期女性常见疾病，很多患者为了避免药物副作用直接拒绝用药，长期拖延会导致患者病情加重，反而不利于优生，建议患者在医生指导下及时、合理、安全用药。尽量选择美国食品药物管理局（FDA）规定的孕期安全药物，如A级和B级药物，对于C级和D级药物，需要医生根据备孕和孕期女性的疾病情况，权衡利弊后决定。孕期应该绝对禁止使用X级药物。

3. 慢性病患者"药不能停"

不少备孕或孕期女性存在有高血压、糖尿病及哮喘等长期慢性病，对于此类患者，需谨慎处理。在不影响患者病情和保障胎儿健康的前提下，患者需在专业的妇产科医生和临床药师指导下合理用药，以确保母胎安全。

4. 误服药物需及时找经验丰富的临床医生咨询

孕期前3个月是胎儿发育的关键阶段，也是胎儿对药物最敏感的时期，这个时期最好避免用药。其中着床14天以内，这段时间药物对胚胎的影响是"全或无"的关系，简单说来，如果这段时间服用的药物影响较大，会造成胚胎直接死亡，导致胚胎丢失，如成功怀上宝宝，说明药物没有什么影响。受孕后3~8周是胚胎发育的最关键时期，此阶段是各器官分化和发育的时期，此时最容易受到药物和外界环境的影响。怀孕12周后，胎儿器官的分化已经基本完成，药物致畸的影响相对减少。

5. 必需用药时，尽量选择最小有效剂量和最短有效疗程

备孕和孕期使用药物时，在确保药物达到特定疗效的前提下，选择最小有效剂量和最短的疗程。

孕期常生病对胎儿的发育是很不利的。尤其是孕期女性处于特殊时期，会导致孕妈免疫力降低，抵御细菌和病毒的能力变差。因此，备孕女性和孕妈需在均衡营养的前提下，适当活动，增强自身免疫力是关键。

五、如何提高卵子质量

女性的原始卵泡早在自己还是胎儿的时候就形成了，随着年龄增长，卵子受到环境的影响就越多，兼之女性卵巢功能也在逐渐下降，很容易导致卵子的染色体发生异常，影响受孕和怀孕后宝宝的健康。提高卵子质量是备孕女性最关心的问题，那么生活中可以从以下几个方面来着手提高卵子质量。

1. 适当运动，培养出优质卵子

适当体育锻炼可提高女性身体素质，改善卵子质量。慢跑、瑜伽及游泳等有规律的运动可作为女性备孕期间的运动项目。适当的体育锻炼可使女性的身体素质得到提升，改善卵子质量。因此，从计划要孩子开始，建议女性进行有规律的运动，以提高身体各器官的能力，为怀孕打下坚实的基础。

2. 远离辐射，保障卵子品质

电脑、手机等电子产品的辐射对于卵子有较大的影响，其中电源是辐射主要来源，尽可能少使用电子产品。

3. 保持好心情，卵子质量更佳

当压力延续存在时，体内会大量产生称为"肾上腺素"的焦虑激素，加重紧张感。这一激素分泌过多会打破原有的激素平衡，导致内分泌紊乱，影响卵巢排卵能力。

4. 减少药物服用，向毒品说不，保持卵子活性

止痛药会抑制大脑神经，长期服用会"迷惑"神经中枢，对卵巢发出的指令速度降低，影响激素水平，造成内分泌紊乱，导致卵子活性减弱。不要私自服用美国FDA规定的C类、D类及X类药物，其中C类药物有轻微致畸作用，D类是有严重致畸作用的药物，X类为禁用药物。如必须服用药物，需在临床医生指导下合理用药。此外，毒品也会导致女性卵子质量受损，影响怀孕。

5. 改变饮食习惯，为卵子提供充足的养分

由于工作等原因，大家一日三餐都在凑合，或者节假日大鱼大肉进补，这些都是不可取的，上述饮食方式会导致营养不均衡，影响卵子质量。建议三餐定时、荤素搭配，均衡各类营养的摄入。具体可考虑以下几个方面：①适当补充铁元素，以补充女性因月经导致的铁元素损失，提高卵子的养分；②适当食用动物血制品，提高淋巴细胞的吞噬功能，还有补血作用；③多食新鲜蔬果，以阻断亚硝胺对机体的危害，还能改变血液的酸碱度，有利于排毒；④适当食用海藻类，可减少放射性疾病的发生；⑤增加粗纤维的摄入，增加胃肠蠕动；⑥食用豆类，能清除体内致畸物质，促进性激素的合成；⑦维生素A、维生素C、维生素B_1及叶酸等也是卵子发育所需维生素，需适量补充。而女性卵泡最后的发育、成熟阶段大约需要85天。因此，备孕夫妇最好在孕前3个月开始做好准备。

6. 杜绝经期性生活，避免抗精子抗体产生

经期性生活可刺激机体产生抗精子抗体等，引发盆腔感染、子宫内膜异位等，降低卵子活力。当体内的精子抗体增多，会阻断精子与卵子相遇，从而导致不孕。

如果您受不孕困扰，需要通过人工授精和试管婴儿技术助孕时，除调整饮食习惯、适度锻炼外，还要记得到正规生殖中心进行诊断、治疗及助孕，以免错过最佳生育时机。

六、怎样提高精子质量

一般来说，精液质量包括排精量、精子密度、精液中精子的总数量、精子凝集、精子活力与活率、精子形态、精液液化时间及精浆成分等，可通过精液分析进行评估。但近年来报道显示，男性精子质量在逐年下降，生活中男性朋友可通过以下方法来提高精子质量。

1. 纠正生活中的不良习惯、改变作息规律

备孕及试管婴儿治疗期间最好能有规律的作息，不熬夜，少穿紧身裤，不去桑拿房、蒸气浴室，避免长时间处于高温环境，导致睾丸温度升高，直接伤害精子，或抑制精子生成。

2. 适度锻炼，提高身体机能

适度锻炼，如快走和游泳等，可改善身体素质，提高男性免疫力和精子质量。过度肥胖会导致男性激素水平紊乱，同时肥胖和剧烈运动等会导致腹股沟处温度升高，不利于精子生长，从而影响生育。此外，适度锻炼也可减轻体重。

3. 戒烟和戒酒

吸烟是优生的大敌。男性吸烟可使畸形精子发生率显著增高，吸烟时间越长，精子畸形率越高，活动力越差。丈夫吸烟会增加出生缺陷儿的比例。大量饮酒可导致精子质量下降，增加精子中的染色体异常比例，使生殖力降低，导致胎儿畸形或发育不良等。

4. 向毒品说不

毒品等神经类物质对精子有极大危害，而且还会持续很长时间，影响下一代健康。

5. 放松心态

精神压力过大对精子的生长有负面影响。做些能让自己放松的事情，保持心情舒畅，然后再享受性生活，良好的心态才能使精子保持优秀的"竞技状态"，更易于使女方受孕。

6. 远离辐射，保障精子品质

工作处于高辐射环境，备孕前3~6个月应暂离工作岗位，如无法调整，需严格按照操作规定和防护章程作业，尽可能减少对生育的影响。另外，生活中尽量不要将手机放在裤兜里、不要将笔记本电脑放在膝盖上等。

7. 避免有害物质接触

睾丸中精子在其产生和成熟的过程中还受到其他一些因素的影响，如有害化学物质（包括农药、化肥、洗涤剂及油漆等）和某些药物等。因此，处于生育期的男性要尽量避免长期大量接触这类有害物质，不要随意滥用药物，如必需用药需在医生指导下合理用药。

8. 适度性生活

对于精子数量少，活力低的男性患者，性生活要适度，为怀孕频频房事，只会使精子密度更低，欲速不达；相反，希望通过"养精蓄锐"一个月不过1次性生活，导致精子因长期不能排出，留存在精囊里，导致精子活力下降，成为"老弱病残"的精子。一般建议一周房事3~4次。

9. 调整饮食结构，为精子的产生备足"原料"

不食用过于油腻的食物，适当增加青菜、水果等富含维生素食物的摄入量，如麦芽、大豆、植物油、坚果类、绿叶蔬菜、全麦、未精制的谷物类、蛋类及维生素等为精子生成提供充足的营养物质。男性的精子从产生到成熟大约需要72~90天，备孕夫妇最好在孕前3个月开始着手准备。

10. 预防泌尿生殖道感染

泌尿生殖道感染是造成男性不育的重要因素。备孕期间如有泌尿生殖道感染需及时到正规医院进行治疗，以免影响精液质量和胚胎质量。

注意日常活动和饮食调控，可改善男性精子质量，有助于提高自然受孕率和试管婴儿的成功率。

七、备孕要避免肥胖

肥胖引起的健康问题越来越受关注，其中肥胖对生殖内分泌的影响尤为显著。肥胖可导致男性和女性内分泌失调，降低生育力。

1. 肥胖降低男性生育力

肥胖破坏男性体内雌激素和雄激素的平衡，降低精子的数量和质量，导致少精子症和精子的活动力下降。除此之外，肥胖还会导致男性性欲减退、勃起障碍。这些因素共同的作用，会削弱肥胖男性的生育能力。

2. 肥胖降低女性生育力

肥胖对女性生育力影响很大，可导致女性月经失调、无排卵、不孕、流产、妊娠结局不良及高雄激素血症等。不孕或生殖功能下降的患者也常表现为肥胖或超重。

3. 什么是肥胖？

肥胖症是指体内脂肪细胞数目增多或体积增大，使体重超过正常值的20%以上。

（1）体重测定法

①体重指数（BMI）

BMI=体重（kg）/身高^2（m^2），是临床上最常用的评价肥胖症程度的指标。中国人群的正常BMI值在18.5～22.9之间。

②标准体重计算法

标准体重（kg）=［身高（cm）-100］×0.9。

正常人体重波动在±10%左右。达到标准体重的120%为肥胖症，其中≥120%为轻度肥胖，≥150%为重度肥胖。

（2）肥胖症的分类

根据脂肪分布的不同，临床上肥胖分"向心性"肥胖和"非向心性"肥胖，"向心性"肥胖的危害更大。

改变生活方式可以减轻体重、减轻胰岛素抵抗，是不孕的肥胖症患者首选治疗措施，也是最安全和廉价的有效治疗手段。研究发现体重减轻5%~10%，肥胖症患者生殖内分泌会有明显改善，可纠正胰岛素抵抗，恢复排卵，提高对促排卵药的反应。

（3）如何减重？

减轻体重可通过饮食控制、增加运动及行为疗法相结合进行综合治疗。

①饮食疗法

通过调整饮食结构和限制摄入食物的总热量达到减轻体重或维持体重的目的。建议每天摄入热能3344~5016千焦耳，可以到临床营养科找专业的营养师进行饮食搭配，达到通过控制饮食减重的目的。

②运动疗法

通过运动使脂肪组织中储存的三酰甘油分解，其分解释放的脂肪酸作为能量来源被肌肉组织所消耗，使人体对热量的收支呈平衡或负平衡状态，从而达到减少脂肪、控制肥胖的目的。

建议每周至少运动150分钟，尤其对于超重者，应保证90分钟有氧运动，如快走、慢跑、健身操、游泳及骑自行车等锻炼方式。评估指标为运动时心率达125~150次/分钟。运动疗法减重效果肯定，又能增强体质，是减重的有效方法。

③行为疗法

在心理医师的指导下、家属的帮助和监督下，使患者逐步自觉地改掉易于引起疾病的心理状态和生活习惯。

在日常生活中，减轻重量并不困难，困难的是保持体重。需多方面努力方能把体重控制在健康范围内。

第三章 辅助生殖技术

随着医学的飞速发展,辅助生殖技术的出现给广大不孕不育患者带来了希望。辅助生殖技术包括人工授精、试管婴儿及其衍生技术,如第一代试管婴儿技术、第二代试管婴儿技术、第三代试管婴儿技术及卵子、精子、胚胎冷冻、解冻技术等。很多患者不知道什么是人工授精?什么是试管婴儿?它们之间到底有什么区别?哪些人适合做人工授精?哪些人适合做试管婴儿?本节主要阐释人工授精与试管婴儿主要区别以及他们的适应证和禁忌证等问题。

第一节 人工授精

一、人工授精定义及分类

人工授精是将男性精液经优化处理后用人工方法注入女性生殖道或宫腔内,以解决患者不孕不育的问题。此方法是比较接近自然受孕的助孕方式。根据所选用精液来源不同,分为丈夫精液人工授精(AIH)和供精者精液人工授精(AID)。AIH和AID在技术上是相同的,差别仅在于精液来源不同。

1. 夫精人工授精(AIH)

夫精人工授精(AIH)是把丈夫的精子通过非性交的人工方法送进女性生殖道或宫腔内,以期精子与卵子自然结合,达到妊娠目的的一种辅助生殖技术,是不孕症治疗方法之一。

AIH适应证:①男性因少精、弱精、液化异常、性功能障碍及生殖器畸形等导致不育；②女方宫颈因素不孕；③生殖道畸形和心理因素导致性交不能等；④免疫性不育；⑤不明原因不育等。

2. 供精人工授精（AID）

供精人工授精（AID）是指非配偶关系的男子提供的健康、正常的新鲜或经冷冻保存的精液进行人工授精。对于供精人工授精（AID）精液者的要求，一般以年龄在40周岁以下，身体健康，无传染病、性病、精神病、内分泌紊乱、糖尿病、结核、肿瘤、血液病、吸毒及先天性遗传性疾病等为宜。

供精人工授精（AID）的适应证：①不可逆的无精子症；②严重的少精子、弱精子及畸精子症；③男方和/或家族有不宜生育的严重遗传性疾病；④输精管复通失败；⑤射精障碍；⑥夫妇间因特殊血型导致严重母婴血型不合，且经治疗无效者；⑦男方绝育后需生育但手术未成功者。

> **温馨提示**：诊断为无精症的患者需行睾丸穿刺活检来证实生精能力丧失。对于男方严重少、弱、畸形精子或睾丸有正常精子产生，可以采用第二代试管婴儿技术帮助患者获得自己的后代，但是如果男方要求放弃自身生育，可以在签署放弃自身生育权的知情同意书后采用AID助孕。

二、不适合做人工授精的人群

以下人群不适合做人工授精：①女方双侧输卵管不通；②夫妻一方或双方意见不一致；③一方有严重的遗传、躯体或精神疾病，不宜妊娠或妊娠后病情加重者，如严重的心脏病、肾炎或肝炎等；④女性生殖道严重畸形或发育不全，如幼稚子宫等；⑤女性生殖道急性炎症，如急性盆腔炎、宫颈炎、阴道炎等；⑥一方患有泌尿系统急性感染或性传播疾病者；⑦一方近期接触超过致畸量的射线、毒物、药品并处于作用期；⑧一方有吸毒等严重不良嗜好；⑨女方有3个及以上直径≥16mm的优势卵泡者；⑩一方突然出现全身不适，如严重感冒、发烧等情况者。

第二节 试管婴儿技术

1978年，Louise Brown是在英国剑桥大学的波恩诊所诞生的世界上第一例试管婴儿。此后，试管婴儿技术在世界范围内迅速推广和应用，成为治疗不孕不育的有效手段。我国首例试管婴儿1983年出生于北京大学第三医院。"试管婴儿"是体外受精技术发展的产物，最初由英国产科医生帕特里克·斯特普托和生理学家罗伯特·爱德华兹合作研究成功，罗伯特·爱德华兹因此技术获2010年诺贝尔生理学或医学奖。

一、试管婴儿定义及分类

试管婴儿全称体外受精与胚胎移植术（In Vitro Fertilization and Embryo Transfer，IVF-ET），是将患者夫妇的卵子与精子取出体外，于体外培养皿内受精，发育成胚胎后，在合适的时间移植入患者宫腔内，达到妊娠目的。

试管婴儿根据适应证的不同可分为常规体外受精-胚胎移植（In Vitro Fertilization and Embryo Transfer, IVF-ET）（即第一代试管婴儿）、单精子胞浆内注射（Intracytoplasmic Sperm Injection, ICSI）（即第二代试管婴儿）、植入前胚胎遗传学诊断（Preimplantation Genetic Diagnosis，PGD）（即第三代试管婴儿）及胚浆转移技术（Germinal Vesicle Transfer，GVT）（第四代试管婴儿技术）。

二、适合试管婴儿人群

以下几类人群适合试管婴儿技术：①女方因各种因素导致的配子运输障碍，如患盆腔炎导致输卵管堵塞、积水、输卵管结核致子宫内膜异常、异位妊娠术后输卵管堵塞、输卵管缺如、严重盆腔粘连或输卵管手术史等造成输卵管功能丧失者；②女方患有排卵障碍，经反复常规治疗后仍未获妊娠者；③女方患有子宫内膜异位症，经常规药物或手术治疗仍未获妊娠者；④男方少、弱、畸形精子症等，经宫腔内人工授精技术仍未获妊娠，或男方因素严重程度不适宜实施宫腔内人工授精者；⑤免疫性不孕，如男方精液或女方宫颈黏液内存在抗精子抗体者，反复经人工授精或其他常规治疗仍未获妊娠者；⑥有遗传性疾病需要做移植前诊断者；⑦其他问题，如卵泡不破裂综合征等；⑧不明原因的不孕，经人工授精3个周期及以上仍未获妊娠者。

三、不适合做试管婴儿人群

以下几类人群不适合做试管婴儿：①提供卵子及精子的任何一方患严重的精神疾患、泌尿生殖系统急性感染或性传播疾病；②提供卵子及精子的任何一方有酗酒、吸毒等不良嗜好；③提供卵子、精子的任何一方有接触致畸量的射线、毒物、药品并处于作用期；④女方患有不宜生育的严重遗传性疾病、严重躯体疾病、精神心理障碍等；⑤接受卵子赠送的夫妇双方患生殖、泌尿系统急性感染、性传播疾病、有酗酒、吸毒等不良嗜好者；⑥女方子宫不具备妊娠功能不能承受妊娠者；⑦患有《母婴保健法》规定的不宜生育，且目前无法进行产前诊断或胚胎植入前遗传学诊断的遗传病携带者。

四、试管婴儿的必备条件

需进行试管婴儿助孕的患者夫妇必须具备以下条件：①女性卵巢内有一定的卵子储备；②女性拥有适宜胚胎着床的子宫条件；③男性具有一定数量的成熟精子。

五、试管婴儿技术流程

常规试管婴儿的治疗过程主要包括：①使用促排卵药物刺激卵巢内卵

泡生长，增加获得卵子的数量；②B超引导下经阴道穿刺获取卵子；③优化精子；④精子与卵子体外共同培养，受精后培养到2~8个细胞胚胎或囊胚；⑤女方子宫内膜较好前提下，选择质量好的胚胎移植回女方子宫。

第三节　试管婴儿衍生技术

一、卵胞浆内单精子注射技术

1. 卵胞浆内单精子注射（即第二代试管婴儿）技术的意义

在不孕不育夫妇中，约30%~40%是男性因素引起的，约10%~20%是夫妇双方因素共同导致的。因此，男性因素是引起不孕的主要原因之一。男性少弱精在体外受精中最大的困难是精子不能穿过卵母细胞透明带达到精卵融合，导致不孕不育。

卵胞浆内单精子注射技术（ICSI）是直接将精子注射入卵母细胞内来提高受精率的技术。该技术应用于试管婴儿过程，大大提高了因男方精子数量较少、精子活力太弱或顶体功能差导致的无法受精的情形，有效改善男方因素导致的试管成功率不高的问题。卵胞浆内单精子注射技术（ICSI）又称"二代试管"。

2. 什么是卵胞浆内单精子注射技术

ICSI使用显微操作技术将精子直接注射到卵细胞胞浆内，使卵子受精，将受精卵体外培养到早期胚胎或囊胚阶段，在适宜的移植条件下，选择合适的时间将胚胎放回母体子宫内发育着床的一种技术。

3. 卵胞浆内单精子注射技术的适应证

以下8类人群需要行ICSI技术：①严重少、弱、畸精子症；②不可逆的梗阻性无精子症；③生精功能障碍（排除遗传缺陷疾病所致）；④免疫性不育；⑤常规体外受精失败；⑥精子顶体染色分析异常或顶体功能检测提示严重异常；⑦卵子体外成熟培养；⑧冷冻卵子。

二、囊胚培养技术

1. 什么是囊胚培养

囊胚培养是将受精后发育到第三天的胚胎（卵裂胚）在囊胚培养液中继续培养2~3天，使胚胎发育到囊胚。囊胚由120~150个细胞组成，包括囊胚腔、内细胞团和滋养层细胞。内细胞团主要发育成胎儿，滋养层细胞发育成胎盘的一部分。随着胚胎技术的发展，人们发现囊胚移植的妊娠成功率显著高于卵裂期胚胎移植。

2. 囊胚培养的优点

囊胚培养有以下6个方面的优点：①囊胚期移植使胚胎发育与子宫内膜同步，更符合子宫的生理环境；②有利于胚胎发育潜力的评估与移植胚胎的选择；③取卵后第5天移植，宫颈黏液减少，利于移植操作，子宫收缩明显减少，利于胚胎着床；④为植入前遗传学诊断（PGD）提供时间；⑤提高种植率、减少多胎风险；⑥囊胚受环境因素影响较卵裂期胚胎小，具有更高的冷冻复苏率。

3. 囊胚培养存在可能无胚胎移植的风险

胚胎能否发育至囊胚与胚胎质量有密切关系，发育潜能好的卵裂期胚胎发育至囊胚的概率比较高。囊胚形成率大约为40%~60%（囊胚数/培养胚胎数×100%）。因此囊胚培养存在一定的风险，对于胚胎数量少和胚胎发育潜能低下的患者行囊胚培养可能导致囊胚培养无效，存在无胚胎移植的风险。

4. 一般囊胚培养的前提条件

质量稍差的卵裂期胚胎移植也有成功的可能性。因此，对胚胎数量较少或质量稍差的患者，不建议进行囊胚培养，避免因囊胚培养失败造成本周期无可以移植胚胎的情况。对于受精后第三天三级以上胚胎个数≥7个的患者，可以选择冻存2个及以上优质卵裂期胚胎的前提下，将剩余胚胎行囊胚培养。

三、胚胎的玻璃化冷冻技术

1. 什么是玻璃化冷冻？

胚胎玻璃化冷冻是指冷冻保护剂在快速冷冻过程中由液态直接冻结为无结构的、极其黏稠的玻璃状态或无冰晶结构的固态，这种玻璃状态能保持其溶液状态的分子和离子分布，从而保持胚胎细微结构的完整性。

2. 玻璃化冷冻的优点

与传统的慢速冷冻相比，玻璃化冷冻除具有简便、迅速、经济等优点，可避免胚胎冻融过程中细胞内外冰晶的形成，减少对胚胎的损伤，提高胚胎复苏率，是目前广泛应用的卵子和胚胎冷冻技术。目前国内大多生殖中心胚胎实验室都在采用玻璃化冷冻技术进行卵子和胚胎冷冻。

3. 选择玻璃化冷冻卵子和胚胎

（1）卵子

对于供卵或者获卵数较多的患者，可采用玻璃化冷冻方式进行卵子冷冻。

（2）第三天胚胎

如患者在一个超排卵周期得到的胚胎数量较多，但不能一次全部移植完，或不适合行新鲜胚胎移植，可将优质胚胎全部冷冻，待以后的自然周期或人工周期再进行胚胎复苏、移植。

（3）囊胚

有囊胚培养的患者，培养成的囊胚可以行玻璃化冷冻，待以后的自然周期或人工周期再进行胚胎复苏、移植。

四、辅助孵化技术

1. 为什么要进行辅助孵化？

透明带是包裹在卵子外面的糖蛋白结构，由卵子和它周围的颗粒细胞在卵泡发育早期共同形成。在体外培养过程中，透明带逐渐变脆和失去弹性，可能会影响胚胎的孵出和进一步的着床。

2. 辅助孵化的方法

通过化学、机械或激光的方法对胚胎透明带进行切薄、打孔，甚至完整切除，以帮助胚胎从透明带内孵出的技术，即辅助孵化技术（Assisted Hatching，AH）。辅助孵化技术最早在20世纪80年代末期由Cohen等人提出，辅助孵化的方法经历了机械法、化学法到激光法的演变。目前，激光法应用的最为广泛。统计发现，辅助孵化可以提高预后不良患者的成功率。

3. 辅助孵化的适用人群

辅助孵化技术适应证主要包括：①女性年龄≥38岁；②基础FSH水平增高；③卵子透明带厚度超过17μm；④胚胎出现50%以上的碎片；⑤反复移植失败；⑥冷冻胚胎复苏后移植者。上述人群在试管助孕过程中需要进行胚胎辅助孵化。

五、未成熟卵母细胞的体外成熟培养技术

未成熟卵母细胞的体外成熟培养（In Vitro Maturation, IVM）是模拟体内卵母细胞成熟环境，从未经药物刺激或者低剂量药物刺激的卵巢直接获取未成熟的生殖泡期的卵母细胞，体外培养成熟的MII期的卵子，用于IVF-ET技术。

1. IVM的意义

IVM技术可有效改善卵子发育不成熟，导致无正常卵子可用，所造成的女性无法受孕的情况。

2. IVM的优势

进行IVM培养优势如下：①免除患者超促排卵造成过度刺激的风险，这对于PCOS患者尤其重要；②最低限度的减少长或短刺激周期间促性腺激素在性激素敏感组织，如卵巢、子宫内膜和乳房中富集而产生的副作用；③帮助患者解决卵巢组织或卵泡冷冻保存后卵细胞的成熟问题，以及

未成熟卵冷冻保存复苏后的应用问题，用于卵巢去势患者保存生育力和建立"卵子库"；④建立体外模式，开展有关卵子成熟机制的研究。

3. IVM的适应人群

以下5类人群适合IVM：①严重PCOS患者；②促性腺激素刺激高反应者；③卵巢低反应和卵巢抵抗综合征患者；④卵子捐赠；⑤生育力保存需求。如果患者可以行正常的促排和超促排卵，并能获得可用优质卵子，不建议行IVM。

第四节 人工授精和试管婴儿技术的区别

一、适应证不同

人工授精适用于男性因少精、弱精、液化异常、性功能障碍及生殖器畸形等致不育；女性因宫颈黏液分泌异常、生殖道畸形及心理因素导致性交不能等不孕、免疫性不孕或原因不明的不孕症。

试管婴儿适用于输卵管性不孕症、子宫内膜异位症、子宫腺肌症、免疫性不孕症、排卵困难、男方少弱精症、原因不明的不孕不育症及通过其他的常规治疗之后仍然无法妊娠的夫妇。

二、方法不同

人工授精是指将男性精液经处理后用人工方法注入女性生殖道/宫腔内，以取代性交使女性妊娠的方法。

试管婴儿指分别将卵子和精子取出后，置于培养皿内使其受精，即用人工方法让卵子和精子在体外受精并进行早期胚胎培养，然后移植到母体子宫内妊娠并发育成胎儿的过程。

三、价格不同

人工授精费用大约3000～5000元左右，具体看男女双方的身体情况和要检查的项目。

试管婴儿技术的费用一般为1~3万元，具体差别在于患者年龄、身体状况差异等，导致需要的检查和治疗的项目不同，如部分患者存在的问题较多，因此检查和治疗项目自然要增多，这是导致试管婴儿费用差异的主要原因。

四、自然受孕、人工授精及试管婴儿如何选择

患者经诊断和治疗后如适合自然受孕，临床医生则建议患者夫妇在医生指导下尝试自然受孕或者促排卵治疗后指导同房；若尝试自然受孕或者促排卵治疗多个周期后失败，且符合人工授精指证，建议尝试行人工授精；人工授精3次以上仍无法实现受孕的情况下，且符合试管婴儿指证，则可以通过试管婴儿来助孕。人工授精与试管婴儿相比较，前者比较接近自然妊娠，无胚胎体外培养的过程，并发症风险相对较小，但其成功率小于试管婴儿技术。虽然人工授精和试管婴儿技术在适应证上有部分重合，但在选择人工授精或试管婴儿技术时，临床医生会根据您情况给出建议，并协助您做出最适合您的方案。

第五节 试管婴儿第几代的选择指征

人类辅助生殖技术发展到今天，由第一代已发展至第四代，其命名是根据每一代技术出现时间早晚而定，每一代技术所解决的难题各不相同。因此，在选择试管婴儿技术时主要根据患者的临床不孕不育原因来确定。

第一代试管婴儿，是我们最常说的IVF，主要针对性解决女性患者存在输卵管堵塞、子宫内膜异位症、排卵障碍等引起的不孕问题，如果您是这方面原因引起的不孕，请选择第一代试管婴儿技术。该技术是将男方取出的精子和女方取出的卵子在体外自然选择、结合并受精，胚胎培养3~5天后再移入子宫内的过程。打个比方说，第一代试管婴儿好比卵子和精子之间是进行的"自由恋爱"，彼此选择最适合自己的配偶。

第二代试管婴儿技术,又称显微操作技术(ICSI技术)。该技术主要适用于严重少弱精症及部分无精症患者,或患者精液中无精子,但附睾或睾丸活检有精子,精子数量较少或质量差,达不到人工授精所需的量,就不能与卵子自然结合,患者夫妇无法获得受精卵而无法怀孕,可以考虑第二代试管婴儿技术。针对男方精液中精子质量问题,临床医生建议胚胎实验室专家选择活动能力较好,形态正常的精子,通过精密的仪器辅助将精子注入卵子胞浆内,以达到让卵子受精的目的。这成功解决了精子和卵子无法"自由恋爱"的问题,实现由"包办婚姻"来解决患者夫妇因男性精子质量问题导致的不育。该技术是通过显微注射的方式达到助孕的目的,很多患者会担心该技术的安全性,其实,注射用显微针粗细仅为卵子的1/30,且整个注射过程都是由经验丰富的胚胎学家进行操作,动作准确、轻柔。目前来看,ICSI技术已是主流的助孕方式之一,尚未见因该技术导致的出生缺陷婴儿的相关报道。

第三代试管婴儿技术,又称作植入前遗传学筛查/诊断技术(PGS/PGD技术),主要针对存在单基因遗传病、染色体疾病等遗传病问题的解决而开展的胚胎植入前筛查、诊断技术,如患者双方之一存在上述遗传病问题、需选择第三代试管婴儿技术。第三代试管婴儿技术的卵子和精子受精的方式还是根据女方或男方不孕因素进行选择第一代或者第二代技术进行受精,和第一代与第二代不同的是,第三代试管需要在卵裂期(一般是胚胎培养的第3天)或囊胚期胚胎(胚胎培养的第5天到第7天之间)取1~3卵裂球(细胞)进行遗传学筛查,选择染色体数目正常或基因正常的胚胎进行移植,以达到生育一个无相关遗传疾病的宝宝。通过移植囊胚期胚胎,一定程度上可提高患者的受孕概率。但囊胚培养的过程,会导致部分质量较差的胚胎无法发育到囊胚阶段,使得可移植胚胎数量减少的问题。

第四代试管婴儿技术,又称GVT技术,是将患者卵细胞的细胞核取出,移植到一位年轻、身体健康的女性无核卵子细胞浆中,形成一个新的、优质卵细胞。该技术可有效阻断患有线粒体疾病的母亲将线粒体疾病传递给下一代的风险，同时该技术也可以解决患者年龄偏大或卵子质量差等导致不受精，甚至是胚胎停止发育等问题。因存在伦理等问题，该技术尚未在临床推广应用。

通过对不同试管婴儿技术相关指征的了解，估计您已经对要做第几代试管婴儿有了初步的认识。此外，临床医生要为您考虑更多的因素，包括临床医学指征和临床妊娠率等，临床医生会结合您的实际情况制定一个最适合您的方案。

第四章　人工授精和试管婴儿前的准备

第一节　如何选择医院

目前社会上可以做试管婴儿的单位很多，部分机构以包生男孩、供卵、代孕及提供优质服务等条件吸引患者。其实，无医学指征的性别选择和代孕等都是国家法律所禁止的、不合法的，既然不合法，您的合法权益将不会有任何保障。此外，很多知名专家目前主要集中在正规医院，否则部分医院也没必要以某三甲医院专家坐诊为宣传亮点。因此，我们郑重建议患者还是到有资质的正规医院进行人工授精或试管婴儿助孕，正规医院在技术和质量等方面都有保障，您的合法权益才能得到法律的保护。

第二节　证件的准备

为了让您在就诊过程中一切顺利，减少各种不必要的往返，需提前准备好做试管婴儿所需证件。

一、试管婴儿夫妇签署承诺书后可不需开具准生证

根据国家卫计委2016年9月6日发布的《国家卫生计生委关于简化人类辅助生殖技术治疗生育时生育证明查验程序的通知（国卫妇幼函【2016】247号）》，经审批，自2016年9月6日起，到国内生殖中心实施人类辅助技术助孕治疗时，不再查验患者夫妇的生育证明，由患者夫妇作出符合计划生育政策的书面承诺即可。但是，如果患者本身因刻意隐瞒，超过政策允许

范围之外的生育所造成的一切责任和后果，将由患者本人承担。

二、必备证件

必备证件如下：①夫妻双方身份证或者护照原件和复印件；②夫妻双方结婚证原件和复印件。

三、特殊情况怎么办？

试管过程中会出现各种情况，提前了解好相关政策可以减少试管过程中的多次往返。如①两个证件的所用名字必须统一，证件号码必须一致；②两证名字不一致，请持本人的户口本到户口所在地派出所开具现用名和曾用名同属一个人的证明，并加盖户籍处公章；③身份证和结婚证的证件号码不一致，请到户口所在地派出所开具身份证和结婚证上两个号码同属于一人的证明，并加盖户籍处公章；④身份证过期或丢失，必须申请办理新的身份证；若短期之内不能办好新身份证者，请办理临时身份证，在新身份证办好后及时补交复印件；⑤结婚证丢失者，必须到当地民政局补办结婚证；⑥外籍人员需持相关国家的护照，并加盖有我国准入签章。

四、需要提交证件的时间节点

建档日（原件和复印件）；取卵日和胚胎移植日均需要出具相关证件的原件。

> **温馨提示**：双方结婚证和身份证在每次做试管（辅助生殖技术）前需重新提供。

第三节 人工授精和试管婴儿流程

人工授精和试管婴儿的流程复杂，为方便患者，我们对人工授精和试管婴儿流程进行了简化处理，通过下列2张流程图让您更清晰地了解人工授精和试管婴儿技术的整个过程和环节，提高就诊效率，节约就诊时间。

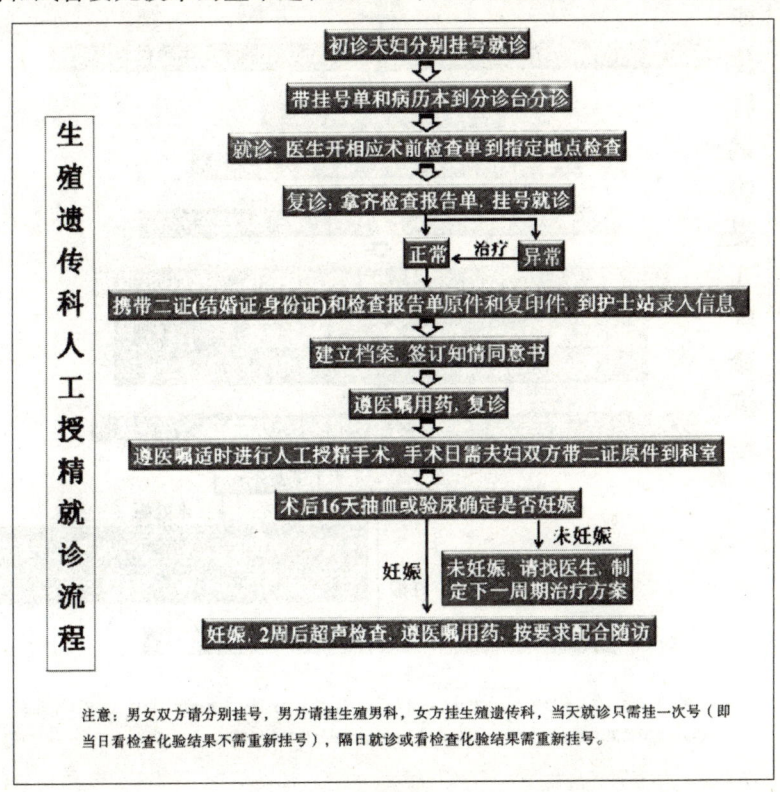

人工授精流程图

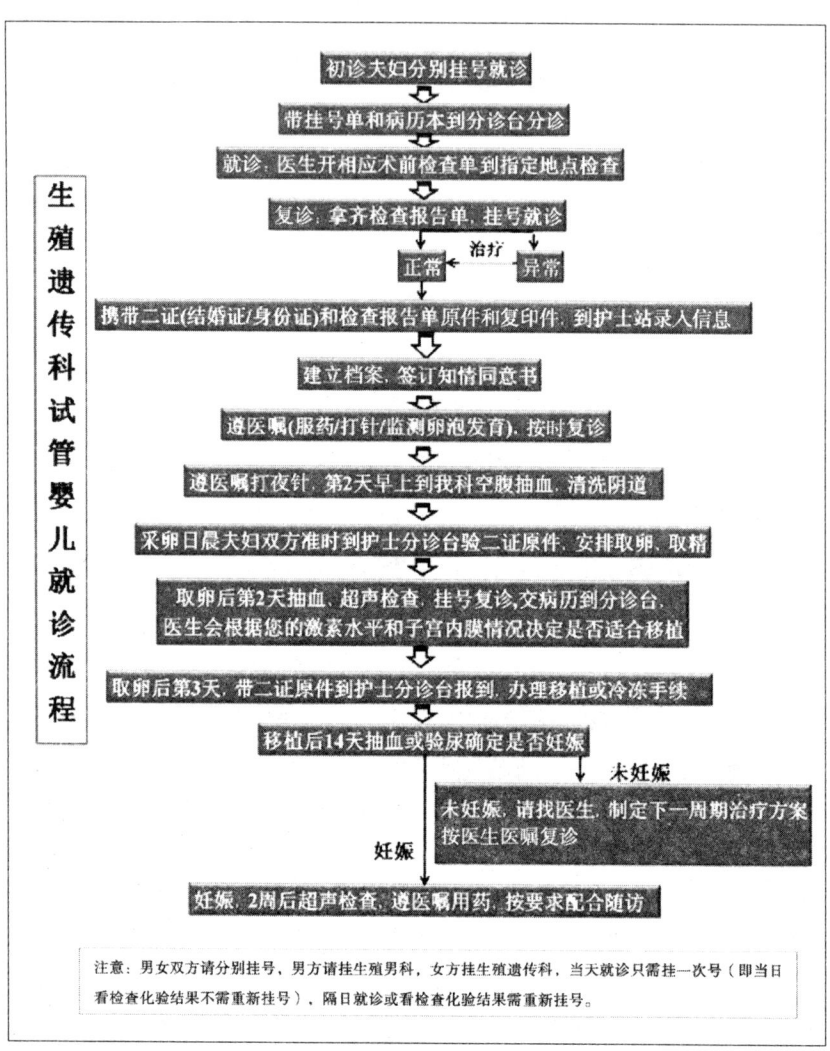

试管婴儿流程图

第五章　人工授精和试管婴儿进周前的主要检查项目

人工授精和试管婴儿过程中，需要对患者进行病因的筛查、诊断，并根据患者的具体情况采取相应的治疗措施，真正做到精准治疗，更好地解决不孕不育患者的生育问题。

第一节　人工授精和试管婴儿常规检查

一、疾病史问询

主要包括对男女双方的性生活史、生育史、女方月经史、既往感染、疾病及手术史等的全面了解。

二、体格检查

男女双方的全身体格检查、女方妇科检查及男科检查等。

三、辅助检查

1. 女方检查

女方检查项目主要包括：①血常规、血沉、凝血检查及血型；②肝肾功能、血糖及血脂；③病原体检查：血清梅毒、TORCH、乙肝、丙肝、艾滋病、支原体、衣原体、淋球菌及白带常规等；④生殖免疫学检查：抗精子抗体、抗子宫内膜抗体、抗心磷脂抗体等；⑤内分泌学检查：卵泡刺激素（Follicle-stimulating Hormone, FSH）、促黄体生成素（Luteinizing Hormone, LH）、血清雌二醇（Estradiol 2, E_2）、孕酮（Progesterone, P）、睾酮（Testosterone, T）、泌乳素（Prolactin, PRL）、甲状腺功能及抗苗勒氏管激素（Anti-mullerian Hormone, AMH）等；⑥心电图检查；⑦盆腔超声检查；⑧B型超声引导下子宫输卵管造影、子宫-输卵管碘油造影等；如有近一年的检查单，不再重复检查；⑨必要时宫、腹腔镜检查及X线检查。

2. 男方检查

男方检查项目主要包括：①男方精液检查：精液分析，必要时行精子功能及形态学检查；②病原体检查：血清梅毒、TORCH、乙肝、丙肝、艾滋病、支原体、衣原体、淋球菌等；③生殖免疫学检查：抗精子抗体等；④生殖内分泌学检查：甲状腺功能和性激素检查等；⑤必要时行肝肾功能、血糖等检查。

四、细胞遗传学检查

既往有复发性流产史，异常孕育史、异常生产史，原发不孕症患者需行外周血染色体核型分析。

> **温馨提示**：不同生殖中心重点检查项目可能存在不同，具体要根据所在医院和医生要求进行检查。

第二节　生殖相关检测报告的解读

一、性激素五项的检测

性激素五项是检查女性内分泌激素水平的常规检查。内分泌系统参与调节人体代谢过程、生长发育、生殖衰老等许多生理活动和生命过程，在维持人体内环境的相对稳定性，适应复杂的体内外变化方面发挥重要作用。当人体内分泌系统出现紊乱时，会影响女性正常的排卵，从而导致不孕。

1. 基础性激素检查

月经周期2~5天检测性激素称为基础性激素检测。基础促卵泡刺激素（FSH）、促黄体生成素（LH）、雌二醇（E_2）等；周期<28天者，检测时间不超过月经周期第3天，周期>30天者，检测时间不超过月经周期第5天。基础性激素检查可判断患者卵巢储备功能和男性生精功能。

2. 卵泡晚期激素水平检测

月经周期的第12~16天，当卵泡接近成熟时检测E_2、LH、孕酮（P），预测排卵及预测注射绒促性素（hCG）、短效GnRHa的时机和用量。检测P值还可评价子宫内膜容受性。

3. 泌乳素（PRL）检测

可在月经周期任意时间检测，应在上午9~11时、空腹、安静状态下抽血，抽血前一天禁止性生活。PRL升高者，应择期复查，复查结果仍高者，可诊断为高泌乳素血症，需针对性治疗。

4. 雄激素（T）检测

雄激素检测可在月经周期任意一天进行。常用的检测指标为血清睾酮、雄烯二酮、硫酸脱氢表雄酮水平。单独检测睾酮意义较小，评价高雄激素血症的生化指标主要依靠游离睾酮。同时分析游离睾酮指数来判断是否高雄。

5. 孕激素（P）

黄体期检测孕激素，月经周期规则（28~30天者），在月经周期第21~26天，主要用于了解患者排卵状态和黄体功能。

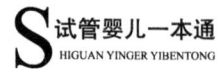

> **知识拓展**：为避免影响基础性激素检测结果，检测前至少1个月内不能服用性激素类药物，雌孕激素治疗或促排卵治疗后复查除外。月经稀发及闭经者可在任意时间检测性激素，如尿妊娠试验阴性、阴道B超检查双侧卵巢无＞10mm的卵泡，子宫内厚度＜5mm，雌激素水平＜50pg/mL可视为基础状态。

二、抗缪勒氏管激素

抗缪勒氏管激素（AMH）具有调节细胞分化、发育、促进缪勒氏管退化等作用。女性AMH由卵泡发育早期阶段的卵泡颗粒细胞产生。AMH浓度在成年初期达峰值水平，之后随着年龄的增加逐渐降低，至原始卵泡耗竭时，即绝经前5年内降至无法检测的低水平。

1. AMH的作用

（1）AMH水平可评估卵巢储备功能

卵巢储备功能与AMH水平密切相关，相比抑制素B和窦状卵泡数，AMH水平的变化与卵泡池消耗相关性更高。因此，可将AMH作为卵母细胞和卵泡发育潜能的标记物。女性在30岁后,由于卵巢储备功能下降导致生育能力减退,可通过检测血清AMH水平准确评估女性卵巢储备功能。AMH值越低代表患者卵巢功能越差。

(2)AMH预测多囊卵巢综合征(PCOS)

PCOS是一种生殖功能障碍的内分泌失调疾病与糖、脂代谢异常并存。PCOS主要特征为持续性无排卵、多卵泡不成熟、雄激素过多和胰岛素抵抗,并伴有月经紊乱、闭经、多毛、肥胖、不孕及双侧卵巢增大呈多囊性改变。PCOS患者AMH水平比健康人高2~3倍,由于AMH在卵泡发育过程中主要起抑制作用,因此,高水平AMH可能会抑制PCOS患者卵泡成熟,导致不排卵,并且PCOS患者体内可以产生AMH的窦前卵泡和小窦状卵泡数量比健康人更多,通过检测AMH水平可以辅助诊断高雄激素患者和不排卵妇女是否患有PCOS。

(3)AMH可预测IVF结果

在辅助生殖技术治疗周期中,血清AMH水平可预测卵巢对促性腺激素的反应性,并且在预测外源性促性腺激素过度刺激和不良刺激方面,AMH也优于基础FSH和窦卵泡数(AFC)。因此,临床可通过单独检测AMH水平或者结合其他卵巢储备功能指标来指导IVF诊断与治疗。对于卵巢储备功能低下的高龄妇女可将AMH作为是否可行IVF的标志物。

(4)其他

预测卵巢颗粒细胞瘤(GCT)、男性非阻塞性无精症患者精子形成的标记物。

2. AMH检查优势

(1)可明确得知卵子库存量:随着年龄增长,卵巢功能开始衰退,AMH早于FSH、E_2及B超结果,可明确反映出卵巢衰退的征兆,用于预测卵子库存量。

(2)不受月经周期影响:AMH在经期任何一天或周期与周期间测量,变动性不大,不受到月经周期的限制。

（3）可结合性激素等用于评估卵巢储备：AMH检测结合FSH、E_2及B超检查，可以更精确评估卵巢功能。

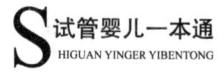

三、备孕和孕期病毒及其他感染

TORCH指可导致先天性宫内感染及围产期感染，并引起围产儿畸形的一组病原体。TORCH感染可导致孕妈妈流产、早产、死胎等不良妊娠结局。

1. TORCH是一组病毒的简写

弓形虫（Toxoplasma, Toxo；T），风疹病毒（Rubella virus, RV；R），巨细胞病毒（Cytomegalovirus, CM），H指单纯疱疹病毒（HSV Ⅰ、Ⅱ型；H），其他（Other；O），主要指梅毒螺旋体（Treponema pallidum）等一组病原微生物英文名称首字母的缩写组合。

2. 最佳检测时间

备怀孕前2~3个月检查。一旦发现抗体阳性，IgM抗体阳性，治疗后再怀孕，必要时需在孕早期复查。

3. 孕期感染对孕妇和胎儿的影响

（1）对孕妈妈的影响

感染初期多无明显症状或症状轻微，部分有不典型的感冒症状，如低热、乏力、关节肌肉酸痛、局部淋巴结肿大及阴道分泌物增多等。部分RV感染孕妈妈可在颜面部、躯干或四肢出现特征性麻疹样红色斑丘疹，持续约3日后消失。

（2）对胎儿和新生儿的影响

母体感染和胎龄有密切关系，胎龄越小，胎儿畸形发生率越高，畸形越严重，反之则影响会小，一旦发现感染，请及时到正规医院找专业医生咨询和诊治。

4. 易感染人群

有反复流产、不明原因的出生缺陷、死胎史、有哺乳动物喂养史或接触史、有摄食生肉或未熟肉类等情况存在，提示上述人群为TORCH易感人群。

5. 检测结果解读

检测血清中特异性抗体IgM、IgG亲和力指数确定孕妈妈感染状况。IgM阳性、IgG阳性、或血清学转换，若IgG亲和指数低，则诊断为原发感染；若IgG亲和力指数高，则为复发感染；IgG抗体滴度持续升高，提示再次感染；IgG阳性、IgM阴性为既往感染；由于IgM分子量大，不能通过胎盘，故脐带血中检测到IgM抗体，可诊断为宫内感染。

6. 感染后处理原则

T感染患者首选乙酰螺旋霉素治疗。妊娠中、晚期的孕妇还可选用乙胺嘧啶，用药的同时需注意补充叶酸。RV感染和CMV感染目前尚无特效的治疗方法。医生需根据患者感染时间和患者沟通感染的危害，对孕妇、胎儿及新生儿的影响，为患者决定胎儿的取舍提供参考。

7. 生活中预防TORCH感染的几点注意事项

需从以下几个方面着手可有效预防TORCH感染：①吃熟食、削皮的水果或洗净的蔬菜、避免与宠物及宠物粪便直接接触；②对易感人群应早期检查，早期诊断，及时治疗；③对RV抗体阴性育龄妇女应接种RV疫苗，妊娠前1个月和妊娠期禁止接种；④妊娠早期确诊为原发感染或宫内感染，向孕妇告知感染对胎儿、新生儿的影响；⑤若在妊娠中晚期发生宫内感染或再感染者，可在严密监测下继续妊娠。

门诊	昆明医科大学第一附属医院生殖遗传科检验报告单			
姓名：付某	科室：生殖遗传科	样品类型：血清		检验编号：117
性别：女	患者编号：1234623919	样品状态：合格		检验仪器：BioTek
年龄：28岁	床号：	备注：		
项目名称		检验结果	参考范围	检验方法
1 弓形虫抗体IgM(Tox-IgM)		阴性(−)	阴性(−)	ELISA法
2 巨细胞病毒抗体IgM(CMV-IgM)		阴性(−)	阴性(−)	ELISA法
3 风疹病毒抗体IgM(RV-IgM)		阴性(−)	阴性(−)	ELISA法
4 单纯疱疹病毒1型抗体IgM(HSV1-IgM)		阴性(−)	阴性(−)	ELISA法
5 单纯疱疹病毒2型抗体IgM(HSV2-IgM)		阴性(−)	阴性(−)	ELISA法
6 弓形虫抗体IgG(Tox-IgG)		阴性(−)	阴性(−)/阴性(+)	ELISA法
7 巨细胞病毒抗体IgG(CMV-IgG)		阴性(−)	阴性(−)/阴性(+)	ELISA法
8 风疹病毒抗体IgG(RV-IgG)		阴性(+)	阴性(−)/阳性(+)	ELISA法
9 单纯疱疹病毒1型抗体IgG(HSV1-IgG)		阴性(−)	阴性(−)/阳性(+)	ELISA法
10 单纯疱疹病毒2型抗体IgG(HSV2-IgG)		阴性(−)	阴性(−)/阳性(+)	ELISA法
申请医师：XXX 送检日期：2017-09-14 报告日期：2017-09-16 检验者：XXX 审核者：XXX				
※此结果仅对该标本负责，如有疑问请于当日内查询※				

四、白带常规检查

白带，即阴道分泌物，主要来自宫颈腺体、前庭大腺，此外还有子宫内膜、阴道黏膜的分泌物等。白带常规检查包含外观、清洁度、酸碱度（pH值）、白细胞、真菌、滴虫及线索细胞等。

1. 外观

正常阴道分泌物为白色稀糊状，一般无气味，量多少不等，与雌激素水平高低及生殖器官充血情况有关，近排卵期白带量可增多，清澈透明、稀薄似鸡蛋清，排卵期2~3天后白带混浊黏稠、量少，行经前量又增加。

此外，妊娠期白带量较多。

异常的白带外观有以下几种：①大量无泡透明粘白带；②脓性白带；③血性白带；④豆腐渣样白带；⑤黄色水样白带。如有异常请及时到医院就诊。

2. 清洁度

正常情况下阴道内菌群形成平衡状态，多以杆菌为主，部分上皮细胞及少量白细胞。病原微生物感染后，机体平衡被破坏，出现白细胞升高，使阴道清洁度下降。所以清洁度主要以白细胞、上皮细胞、阴道杆菌和杂菌的多少来划分。

Ⅰ-Ⅱ度属正常；Ⅲ-Ⅳ度为异常白带，表示阴道炎症，主要见于各种阴道炎，如细菌性、霉菌性、滴虫性阴道炎，同时可发现有关病原体；单纯清洁度改变常见于非特异性阴道炎，包括化脓性感染性阴道炎、嗜血杆菌性阴道炎、老年性或婴幼儿的阴道炎。

3. 酸碱度

青春期后，阴道内分泌物质呈弱酸性，可预防病原菌在阴道内繁殖，阴道正常pH值≤4.5，患有滴虫性或细菌性阴道炎时白带的pH值升高，可>5或6。

4. 白细胞

高倍视野下正常白带仅见1~2个白细胞，白细胞增多提示滴虫病或宫颈炎。

5. 真菌检查

阴道真菌多为白色念珠菌，诊断以显微镜下发现真菌为依据。白色念珠菌平时可寄生在阴道内，当阴道内糖原增多，酸度上升时，可迅速繁殖。阴道白色念珠菌感染常见于糖尿病患者、孕妇、大量使用广谱抗生素或肾上腺皮质激素造成阴道菌群紊乱者。此外，维生素B缺乏，免疫机制减弱或使用免疫抑制剂者也可发生阴道白色念珠菌感染。

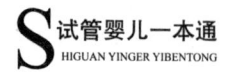

五、甲状腺功能检测

甲状腺是人体重要的内分泌器官,主要功能是合成、贮存及分泌甲状腺素。甲状腺素的主要作用包括:①增加全身组织细胞的氧消耗及热量产生;②促进蛋白质、碳水化合物及脂肪的分解;③促进机体的生长发育和组织分化。

1. 甲状腺异常导致的常见疾病

甲状腺功能亢进(甲亢)和甲状腺功能减退(甲减)最常见,二者均影响患者的心血管、消化、生殖及神经等系统,孕妇尤其需特别注意。甲亢会导致甲状腺释放过多的甲状腺素,由于怀孕导致身体对甲状腺素需求增加,病情轻的患者会有所缓解,但如果中重度的甲亢患者不经恰当的治疗,会增加流产、早产等并发症。甲减会导致甲状腺分泌不足,易导致流产等。甲状腺素在孕早期神经发育阶段有重要作用,甲状腺素不足会导致宝宝出生后反应迟钝、大脑受损及耳聋等。

2. 甲功报告解读

主要看几个指标之间的关系,具体如下:①三碘甲状腺原氨酸TT3和四碘甲状腺原氨酸TT4是甲状腺激素合成过程中的产物，结果异常提示甲状腺功能异常；②游离T3（FT3）和游离T4（FT4）中的游离T4是发挥甲状腺功能的最主要激素，其异常与甲亢或甲减直接相关，根据FT4的结果高或低可以直接诊断甲亢或甲减；③促甲状腺素TSH与FT3和FT4相反，即FT3/FT4越高，TSH越低。TSH低，提示甲亢；TSH高，提示甲减；④甲状腺球蛋白（Tg）：反映甲状腺合成功能和甲状腺量的指标。良性疾病没有特别意义；对于甲状腺癌患者，如果接受过甲状腺全切除，Tg水平则反映有无复发，Tg低于1，或动态变化不升高，则提示不复发；⑤甲状腺抗体（球蛋白抗体、过氧化物酶抗体）。

> **知识拓展**：FT3和FT4反映甲状腺功能状态，与TSH水平相反，存在甲状腺问题的患者请及时到内分泌科或者甲状腺外科进行处理。

3. 孕前要做的准备

孕前最好做一个甲功全套检查，如果有异常，一定要在医生指导下用药控制。建议甲功检查时最好空腹抽血，空腹血可提高结果更准确性。

门诊	昆明医科大学第一附属医院生殖遗传科检验报告单			第1页，共1页
姓名：杨某某	科室：生殖遗传科	样品类型：血清	检验编号：662	
性别：女	患者编号：0005185128	样品状态：合格	检验仪器：cobas e 601	
年龄：42岁	床号：	检验方法：电化学发光法	备 注：	

项目名称	英文名称	结果	单位	参考范围
1 促甲状腺激素	TSH	3.10	uIU/ml	0.27~4.2
2 游离三碘甲状腺原氨酸	FT3	4.62	pmol/L	3.1~6.8
3 游离甲状腺素	FT4	15.69	pmol/L	12~22
4 甲状腺球蛋白抗体	A-TG	<10.00	IU/ml	<115
5 抗甲状腺过氧化物酶抗体	A-TPO	6.34	IU/ml	<34

申请医师：×××　送检日期：2017-09-15　报告时间：2017-09-15　检验者：×××　审核者：×××
※此结果仅对该标本负责，如有疑问请于当日内查询※

六、精液分析报告解读

精液分析报告主要包含以下几个方面：精液量、颜色、酸碱度、液化时间、精子数量、精子活力、精子畸形率、精子存活率、炎症相关指标等。

1. 精液量

正常精液量一般为2～6mL，偶尔有偏差也属正常，偏差和禁欲时间、患者近期的生活有关，一般要求取精前禁欲2～7天。

精液量少于<1.5mL提示可能存在先天性双侧输精管缺如、射精管梗阻、不完全性射精雄激素缺乏等问题，还会导致受孕困难。这会导致精液不能充分中和阴道酸性环境，精子会失去活力，影响怀孕。

2. 颜色

正常精液质地均匀，呈灰白、乳白色，长时间没有射精，精液可能略带黄色。出现红色或淡红色的精液，提示精液里面含有红细胞，考虑出血、受伤及肿瘤等情况。精液发黄，同时白细胞指标又超出正常参考值，表示精液里有炎症，提示可能为前列腺炎和精囊炎等情况。

3. 酸碱度

正常参考值为pH值≥7.2，一般为7.2～8.0，偏碱性。精液pH值过于偏酸、偏碱都影响精子存活，可能和疾病相关。偏碱性的精液可中和阴道内偏酸环境，有利精子活动，并帮助精子在阴道中存活下来。而pH值偏酸（pH<7.2），提示精囊腺和前列腺存在炎症、细菌感染、单侧或者双侧精囊阻塞等问题；pH值偏碱（pH>8.0），提示存在急性的生殖道感染。

4. 液化时间

精液是由10%的精子和90%的精浆组成，其中精浆主要包括前列腺液、精囊腺的分泌物等。液化时间是指射精后精液从果冻状转变为液体状所需要时间。一般液化在15分钟内完成，超过60分钟未完全液化提示精液液化异常，可能存在前列腺感染等。精液不液化，精浆包裹精子，使其无法运动，不能和卵子相遇，导致不育。

5. 精子数量

精子浓度是指每毫升精液中的精子数量，正常参考值为15百万每毫升，自然怀孕最好高于20百万每毫升。精子浓度低于15百万每毫升时称为少精症。由于精子进入阴道后会大量死亡，精子太少时会影响受孕。

6. 精子活力

精子活力是指精子向前运动的能力。精子必须不断向前游动才能到达宫腔和输卵管，与卵子相遇和结合，使女性怀孕。WHO发布的最新版《人类精液检查与处理实验室手册》（第5版）提示前向运动精子＜32%时，称为弱精症，表示向前游动的精子太少，由于精子运动能力差，难以游到子宫和输卵管，无法与卵子相遇，造成不孕。WHO精液分类标准见下表。

弱精子症的分类和辅助生殖治疗方案

分类	参考值	建议辅助治疗方案
轻度弱精子症	＜32%	人工授精/试管婴儿
中度弱精子症	10%～20%	人工授精/试管婴儿
严重弱精子症	1%～10%	一代试管/二代试管
极度弱精子症或死精子症	＜1%	二代试管

7. 畸形率

精子形态异常会造成精子不能正常向前游动，无法与卵子相遇，导致不育。世界卫生组织（WHO）最新标准（第五版）提示精子正常形态参考值为≥4%。畸形精子增多，多见于精索静脉曲张、泌尿生殖道感染，前列腺炎、尿道炎等。免疫功能异常，或药物也会使精子发育不成熟导致畸形。

畸形精子症的分类和辅助生殖治疗方案

建议辅助治疗方案	建议辅助治疗方案	建议辅助治疗方案
轻度畸形精子症	3%～4%	人工授精/试管婴儿
中度畸形精子症	2%～3%	人工授精/试管婴儿
严重畸形精子症	1%～2%	一代试管/二代试管
极度畸形精子症	<1%	二代试管

> **知识拓展**：精子外观畸形与胎儿的畸形没有直接关系。胎儿畸形主要是遗传和环境共同导致。如胎儿父母染色体多了或少了一条，或孕妇怀孕期间大量饮酒等。

8. 存活率

射精后一小时内具有活动能力的精子应不少于70%，一般为60%～80%，若精子存活率低于60%可直接影响男性的生育能力。

9. 炎症检查

卵磷脂小体三个或三个以上"+"号（75%）为正常，最高为四个"+"号。也就是说正常值是75%～100%（+++～++++）。小于三个"+"号即前列腺有炎症。两个"+"号是轻度炎症，一个"+"号是重度炎症（说明卵磷脂小体一个"+"号代表25%比率）。白细胞增多表明生殖道或副性腺存在感染。

> **知识拓展**：卵磷脂小体和白细胞都是检查是否有炎症的参考值，如果检查提示卵磷脂小体加号<++，说明患者可能有前列腺炎，同时白细胞数量也增多，提示白细胞正在消炎，一般不需药物治疗，如果白细胞数量不变，则需要治疗。

昆明医科大学第一附属医院生殖遗传科
精液分析报告

姓　名：王某某	性　别：男	年　龄：28岁	标本号：2017091825
科　别：生殖遗传科	床　号：	样本类别：精液	门诊/住院号：
禁欲天数：3	取精方式：手淫	临床诊断：	

精液理化特征及浓度

精液外观：灰白	精液量(ml)：5.1	气味：正常	稀释比：0	凝集度：-
检测温度：37°C	粘稠度：<2cm	PH值：7.5	液化时间(分钟)：29	
精子活动率(PR+NP)：86.6%	前向运动精子活动率(PR)：61.7%	精子浓度(百万/ml)：97.4		
红细胞(个/HP)：/	白细胞(个/HP)：/			

活力力及运动轨迹分析结果

	项目名称	检测精子数	精子浓度(百万/ml)	百分率(%)	精子总数(百万)
WHO第五版标准	前向运动精子(PR)	923	60	61.7	306
	非前向运动精子(NP)	373	24.3	24.9	123.93
	不动精子(IM)	201	13.1	13.4	66.81
	合计	1497	97.4	100	496.74

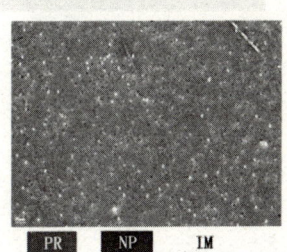

	项目名称	平均值	慢速	中速	快速
根据速度参数平均值	曲线速度VCL(μm/s)	41.3	12.5	25.5	53.1
	直线速度VSL(μm/s)	18.2	2.8	11.5	23.7
	平均速度VAP(μm/s)	26.2	6.1	16.9	33.6
	线性指数LIN%	44.1	22.6	45	14.7
	直性指数STR%	69.6	46.2	67.9	70.6
	振动指数WOB%	63.4	48.9	66.2	63.3
	头部侧向平均振幅ALH(μm)	2	1.3		2.2
	鞭打频率BCF(Hz)	8.4	7.5		8.7

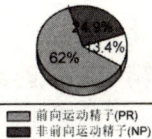

根据WHO第五版精液分析标准

精子活动率(PR+NP): [≥40%]	前向运动精子活动率: [≥32%]	精子浓度: [≥15百万/毫升]
精液外观: [灰白]	精液量: [≥1.5ml]	粘稠度: [<2cm]
PH值: [≥7.2]	精子总数(一次射精): [≥39百万]	液化时间: [<60分钟]

检验日期：2017-09-18	送检医生：×××	检验者：×××	审核者：×××

备　注：

[本次结果仅对该标本有效，如有疑问，请于当日内查询。]

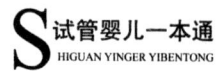

七、精液标本采集注意事项

精液分析是孕前和人类辅助生殖治疗过程中的常规检查项目,而标本采集规范化是保证精液检测结果准确性的前提,采集精液时需注意以下问题。

1. 取精前禁欲时间

精液标本的采集时间最好禁欲2天以上,但不超过7天。为减少精液分析结果的波动,对精液分析标本采集前的禁欲天数应尽可能恒定。

2. 重复精液分析时间间隔

精液分析需根据WHO推荐的方法做精液评估。初检者应做2次精液分析,2次精液采集的间隔应大于7天,但不能超过3周。如果2次的结果有明显差异,应再取标本进行第3次分析。精液成分伴随时间发生变化,仅凭1次精液检查不能确定精子质量,反复2~3次的结果可提供有益参考。

3. 精液标本的采集地点

最好在医院提供的取精室内单独进行,应用手淫的方法取精液,并将一次排出的精液全部留在取精杯内,为避免污染,请勿用手接触精液及精液杯内部,对于射到取精杯外的精液请勿再次放入取精杯,取精结束后将精液标本放入取精室的标本传递窗。如果在取精室内无法取得标本,可在家中用手淫的方法取出后送检,但务必在1小时内避光、保温送到实验室。

注意: 手淫前请先清洗双手和排尽小便。

4. 精液标本收集不完全的处理办法

精液采集一定要完全,射精最初部分精子密度最高,如有丢失将严重影响检测结果。因此,不完整的精液标本不宜进行分析,如果标本收集不全,请及时告知实验室工作人员标本丢失情况,并记录在申请单上。

5. 取精时不可用含杀精成分的物品

不能用含杀精成分的物品收集精液标本,如普通避孕套等,应采用一次性专用精液采集器,需回家采集精液的患者,请和生殖科实验室工作人员充分沟通,在医生指导下正确取精,以保证检测结果的准确性。

八、顶体酶

1. 什么是顶体酶

顶体酶是受精过程不可缺少的水解酶之一,其活力不足可导致男性不育。顶体酶是与精子顶体膜相连的胰蛋白酶样丝氨酸蛋白酶,是受精过程中的一种重要的蛋白水解酶,与精子的活动力相关,与精卵结合关系密切。

2. 顶体酶检测意义

可用来临床评价男性精子活动力和男性精子受精能力。

3. 顶体酶异常如何改善

抗氧化药物可以改善精子活动力和顶体酶活性。

九、精浆锌

精液是由精子和精浆组成，包含10%的精子和90%的精浆。精浆提供精子所需能量和必要的生存环境，也是输送精子至女性生殖道内的重要介质。

精浆锌浓度正常值为一次射精精浆中含锌量≥2.4μmol。精浆锌是血浆中锌含量的100倍。精浆锌是维持精子功能的重要物质。锌是人体内多种酶的辅酶，参与多种代谢活动，被誉为男人的"生命之花"。前列腺是体内含锌量最多的器官之一。正常人精浆内锌含量平均为0.80~2.50mmol/L。锌含量的测定也反应前列腺的功能。精浆中锌主要来自前列腺，其含量为血液中的数十倍甚至上百倍，精浆锌含量是反应前列腺分泌功能的重要指标，在慢性前列腺炎、精索静脉曲张、生殖道感染等情况下，精浆锌含量均会降低。

检测意义：精浆锌可以用来评估附睾、精囊腺、前列腺的功能，判断输精管道梗阻部位，研究附属性腺对男性生育的影响。

十、生殖免疫抗体检测

免疫因素是目前导致不孕不育和复发性流产的重要原因。免疫性不孕不育可分为原发因素和诱发/继发因素。目前认为免疫紊乱和易感基因等是免疫性不孕的病因。而感染创伤和炎症反应是在原发性不孕基础上诱发免疫性不孕不育的因素。目前常见免疫性抗体有：抗精子抗体、抗子宫内膜抗体、抗心磷脂抗体、抗卵巢抗体、抗透明带抗体、抗绒毛膜促性腺激素抗体及抗滋养层细胞膜抗体等。

1. 抗精子抗体（AsAb）

AsAb的靶抗原包括精子膜及膜内抗原、附着于精子表面的精浆蛋白，属于多克隆混合抗体，所诱发的对精子的免疫损伤是多方面的。

正常情况下，妇女不会对其配偶的精子抗原产生抗精子的免疫反应。当女性生殖系统感染、创伤、手术、流产后过早性交、经期性交等可诱发精子在女性生殖道移行中与免疫系统的相对隔离状态，激起女性对精子发生免疫反应，引起精子凝聚、抑制精子穿透宫颈黏液、阻止精子与卵子结合，干扰胚胎着床、影响胚胎发育等引发不孕不育。如产生AsAb，采用避孕套同房6个月左右，结合免疫治疗，在夫妇双方AsAb转阴或水平显著下降时，再行自然怀孕或人工助孕。

2. 抗子宫内膜抗体（EmAb）

EmAb是一种以子宫内膜为靶标，并引起一系列免疫病理反应的自身抗体。约37%~50%的不孕、流产及子宫内膜异位症患者EmAb阳性。人工流产后妇女EmAb的发生率高达24%~61%。检测EmAb有助于子宫内膜异位症的诊断及疗效观察，改善上述因素致不孕不育患者的治疗效果。EmAb阳性可通过破坏子宫内膜结构，造成子宫内膜发育不良，使其发生内膜分泌障碍，不利于受精卵着床，最终导致流产或不孕。

3. 抗心磷脂抗体（AcAb）

造成流产的病因复杂多样，免疫性不育因素约占20%，AcAb是较明确地引起反复流产的重要致病因素。有流产史、AcAb阳性者，再次流产的发生率>30%。AcAb导致机体处于高凝状态，引发微血管血栓、血小板减少、受精卵缺陷、子宫内膜损伤及影响胎盘血供等，最终导致不孕不育的发生。

4. 抗卵巢抗体（AoAb）

AoAb在不孕和流产患者中的阳性率增高，提示AoAb和不孕、流产存在密切关系。其中卵巢组织创伤、感染、反复穿刺及促排卵药物等的刺激可产生AoAb，会进一步加重卵巢的损伤，影响卵泡的发育、成熟及排出，影响雌、孕激素分泌，并可导致卵巢功能早衰、闭经，引起不孕或流产。AoAb不育者进行免疫治疗，可使得AoAb转阴或水平下降等，在该基础上行自然怀孕或人工助孕，可有效提高妊娠率。

5. 抗透明带抗体（ZpAb）

透明带有很强的免疫原性，能诱发机体产生全身与局部的细胞及体液免疫，产生ZpAb。ZpAb是女性体内针对自身透明带组织产生的自身抗体，具有抗生育作用，与女性不孕有着密切关系。ZpAb在不孕不育患者中的阳性率约10%。ZpAb与AoAb结合，可阻止精卵结合、破坏卵细胞、并干扰受精卵的着床，导致患者生育力下降。其抗原-抗体复合物的沉积可抑制卵巢功能，导致卵巢衰竭。ZpAb的检测可作为不孕症和卵巢功能早衰的辅助诊断指标。

6. 抗绒毛膜促性腺激素抗体（hCG Ab）

人绒毛膜促性腺激素（Human Chorionic Gonadotropin，hCG）由胎盘合体滋养层细胞分泌，是维持早期妊娠的重要激素。hCG Ab与hCG结合可封闭hCG活性部位，抑制卵巢黄体转化为妊娠黄体，减少雌孕激素的分泌，破坏hCG对胎儿的保护，妊娠不能维持，易造成反复流产，导致不孕。有流产史者，hCG Ab阳性率约为40%。

7. 抗滋养层细胞膜抗体（TaAb）

流产患者抗滋养层细胞膜抗体较正常孕妇明显增高，提示该抗体的增高与流产之间有着密切关系，上述增高可能和封闭抗体的减少有关，是复发流产患者的辅助诊断指标。

8. 抗卵泡刺激素抗体（Anti-FSH）

FSH在女性促进优势卵泡的发和成熟和在男性促进生殖细胞分化成熟过程中起到重要作用，而Anti-FSH可拮抗卵泡刺激素的作用，影响卵泡的成熟和精子的发育，从而导致男性或女性不孕。

除上述因素外，尚存在其他与生殖免疫相关的抗体，如封闭抗体等，对复发流产患者和不明原因的不孕不育患者，临床医师应考虑到免疫性因素致病的可能性，并检测自身免疫性抗体，以便对患者给予及时治疗。

昆明医科大学第一附属医院生殖遗传科检验报告单

项目名称	检验结果	参考范围	检验方法
1 抗精子抗体IgG(ASA-IgG)	0.462	≤1	化学发光法
2 抗精子抗体IgM(ASA-IgM)	0.154	≤1	化学发光法
3 抗透明带抗体IgG(AZP-IgG)	0.475	≤1	化学发光法
4 抗透明带抗体IgM(AZP-IgM)	0.115	≤1	化学发光法
5 抗子宫内膜抗体IgG(AEA-IgG)	0.575	≤1	化学发光法
6 抗子宫内膜抗体IgM(AEA-IgM)	0.307	≤1	化学发光法
7 抗卵巢抗体IgG(AOA-IgG)	0.346	≤1	化学发光法
8 抗卵巢抗体IgM(AOA-IgM)	0.161	≤1	化学发光法
9 抗心磷脂抗体IgG(ACA-IgG)	0.520	≤1	化学发光法
10 抗心磷脂抗体IgM(ACA-IgM)	0.192	≤1	化学发光法

十一、支原体和衣原体检测

支原体感染、衣原体感染属于非淋菌性尿道炎，是最常见的生殖感染问题。

1. 支原体、衣原体感染后症状

大部分患者感染支原体或衣原体后无任何临床症状和不适感觉，但也可引起前列腺炎、附睾炎、男性精子异常，导致不育；女性感染可引起白带异常、阴道炎、宫颈炎、子宫内膜炎甚至输卵管炎等导致不孕。感染后会出现尿道刺痛、不同程度的尿频、尿急、排尿刺痛、尿液浓缩、尿道口轻度红肿、分泌物稀薄、量少等早期症状。合并感染时男性出现会阴部胀痛、腰酸、双股内侧不适感或在做提肛动作时有自会阴向股内侧发散的刺痛感等，女性伴有子宫颈为中心扩散的生殖系炎症时需到医院诊断治疗。

2. 感染支原体、衣原体后的危害

（1）感染对男性危害

可引发男性前列腺炎、睾丸及附睾炎，输精管梗阻等，如继续感染精道、精囊及睾丸，可影响精液和精子的质量，引起不育。此外，还可吸附

精子头部和尾部，使得精子互相缠绕、无法游动；增加精子畸形率，破坏生精细胞，导致不育。

（2）感染对女性危害

可引起女性生殖系统炎症和女性生殖器官病理性改变，导致不孕，增加流产风险。造成不完全梗阻的输卵管炎性粘连，可使管腔狭窄，通而不畅，引发宫外孕。孕期宫腔内感染可经胎盘垂直传播或由孕妇下生殖道感染上行扩散，引起宫内感染，导致流产、早产、胎儿宫内发育迟缓、低体重儿、胎膜早破，甚至造成胎死宫内等一系列不良预后。

（3）感染对胎儿的影响

支原体或衣原体感染可降低出生体重和增加胎儿畸形。孕早期，对胎儿可能有影响较大，孕中晚期胎儿的各器官已发育得较好，影响相对减少。其次，分娩过程中产妇的感染易导致新生儿呼吸道感染、中耳炎及咽喉炎等。

3. 支原体、衣原体感染防控措施

支原体、衣原体感染防控措施包括以下几个方面：①未治愈前避免无保护措施的性行为；②禁酒、不吃辛辣食物，多饮水；③家庭中做好必要的隔离，浴巾、脸盆、浴缸、便器等分开使用及消毒；④配偶或性伴侣应及时到医院做相关检查和治疗；⑤今后要注意安全性行为，高危时应正确使用避孕套。

十二、外周血染色体核型分析

染色体是基因的载体，染色体数目或结构的改变可引起染色体病。染色体疾病有100余种，临床上常引起流产、死胎、生殖功能障碍（不孕症、复发性流产、畸胎）、智力低下、第二性征发育异常、外生殖器两性畸形、性情异常及先天性多发畸形等。

1. 染色体病检查的意义

在临床上开展外周血染色体核型分析，对于疾病病因的确定和优生指

导有十分重要的意义。

2. 染色体疾病诊断适应人群

染色体疾病诊断主要适应以下人群：①男性睾丸发育不全伴无精子症、少精子症、精子畸形率高和男性不育症患者；②不明原因的不孕不育患者；③两性内外生殖畸形者；④有明显的智力发育不全、生长迟缓或伴有其他先天畸形者；⑤夫妇之一有染色体异常者；⑥曾生育过染色体异常患儿的夫妇；⑦复发性流产、死胎或分娩畸形儿夫妇；⑧女性卵巢发育不全伴原发性闭经和女性不孕症；⑨35岁以上高龄孕妇；⑩继发闭经患者；⑪有害物质接触史的人群；⑫孕期优生优育检查者。

3. 染色体疾病检测方法

外周血染色体核型分析技术是提供染色体疾病诊断的主要依据。

4. 采血要求

标本收集要求：肝素锂抗凝管采集外周血3mL（绿头管）。

十三、宫腔镜检查

宫腔镜是近年来兴起的微创性妇科诊疗技术，利用镜体进入宫腔，通过放大来直观的观察宫腔的不同部位，并可以取材活检，具有直观和准确性等特点，是目前妇科宫腔疾病筛查和诊断的首选方法。

1. 适应证

存在以下问题的患者可以考虑宫腔镜检查：①B超提示疑有黏膜下子宫肌瘤、息肉、子宫畸形或宫腔粘连患者；②复发性流产，需了解宫腔及宫颈有无异常者；③不规则子宫出血原因检查，需排除妊娠；④宫腔异物；⑤输卵管通畅度检查；⑥反复胚胎着床失败病因检查。

2. 术前准备

宫腔镜术前需行血常规、凝血时间、白带常规、传染病四项及心电图等检查。

3. 手术操作步骤

具体手术操作步骤如下：①术前行妇科检查，了解子宫位置、大小及附件情况；②宫腔镜检查前30分钟注射止痛针或者麻醉剂，后进行外阴消毒、铺无菌巾；③放置窥阴器暴露子宫颈，碘伏消毒宫颈，用子宫探针探查子宫位置和深度，用扩宫棒扩张宫颈；④调整设备各参数至正常范围，注入膨宫液扩展子宫，按顺序检查子宫后、前、侧壁、宫底、子宫角及输卵管开口等部位，根据需要在宫腔镜下做相应的手术治疗；⑤术毕对患者进行观察和开具医嘱。

十四、输卵管通畅度检查

输卵管不通或通而不畅是导致女性患者不孕的主要因素之一。输卵管通水、输卵管超声晶氧及输卵管造影等是检测输卵管是否通畅的主要手段。

1. 需进行输卵管通畅检查人群

下述几类患者通常要在备孕期进行输卵管通畅检查：①疑似输卵管阻塞的原发性或继发性不孕患者、输卵管轻度阻塞的患者；②需要检查输卵管造口术或粘连分离术后检查手术效果者；③输卵管结扎、堵塞等绝育术后，输卵管再通术检查手术效果者；④有输卵管妊娠病史者；⑤既往有流产史者和其他腹腔手术史者，如阑尾炎等；⑥有传染病，如结核等病史者。

2. 术前准备

主要包括以下几个方面：①造影的时间为月经干净后3~7天内为宜，月经不规律的患者可延迟到10天，特别不规律，如闭经的患者可以随时检查，但需排除妊娠可能，且禁止性生活；②询问过敏史，造影手术前需做碘过敏试验，参与皮试及造影的医务人员必须做好急救药品的准备；③可于术前半小时肌肉注射阿托品，以减少输卵管痉挛；④病人排空膀胱；⑤产后、流产、刮宫术后6周内禁止造影术，否则易致油栓，或使残留经血造成逆流；⑥造影2个月后再受孕；⑦便秘者可于术前口服缓泻剂，使子宫保持正常位置，避免出现外压假象。

3. 输卵管通水

输卵管通水是通过一定装置将添加有抗生素的生理盐水注入子宫腔，药水经输卵管后到达盆腔。通常子宫容量为5mL，如无阻力地顺利推注入全部20mL溶液，且放松针管后无液体回流入针筒，提示溶液已通过子宫腔、输卵管腔进入腹腔，提示输卵管通畅；反之，如推注过程阻力很大，且放松针管后有10mL以上的溶液回流入针筒，提示输卵管阻塞；如虽有阻力，但尚能注入大部液体，仅有少量回流，提示输卵管通而不畅。

该方法对设备要求低，具有操作简单，价格便宜等优点。但整个操作主要根据医生的经验进行判断，主观性强，易造成假阴性和假阳性的诊断结果；且不能精确判断是双侧或者单侧输卵管堵塞，如遇堵塞，无法确定堵塞位置；操作过程患者紧张易影响检查结果。

4. 输卵管造影术

通过导管向宫腔及输卵管注入造影剂，利用X线诊断仪行X线透视及摄片，根据造影剂在输卵管及盆腔内的显影情况来了解子宫腔的大小、形态及位置，了解输卵管的形态，判断输卵管是否通畅、阻塞部位等的一种检查方法。另外，输卵管造影术可用于判断子宫内膜情况和盆腔的结核病变情况等，是目前诊断输卵管通畅性较可靠的方法之一。

5. 超声晶氧检查

将超声检查和正性造影剂与超声晶氧相结合，通过观察造影后宫腔分离情况及盆腔是否出现积液或积液量是否增加来间接判断输卵管是否通畅。然而，该技术难以直接观察液体在双侧输卵管内的流动情况。

6. 宫腔镜/腹腔镜下输卵管通畅度检查

宫腔镜/腹腔镜下输卵管检查可以明确诊断疾病并且可行治疗，但是花费比较昂贵。

第六章 试管婴儿促排方案的选择

第一节 为何要选择超促排卵

正常月经周期，育龄期女性一般每月仅有1枚卵子发育成熟并排出，称为优势卵泡，而排卵时间很难精确把握，导致取到卵子的概率很低；而其中同批其他卵泡则会萎缩退化，成为闭锁卵泡。并非每个卵子都能受精，部分不成熟卵子、过熟卵子、透明带异常卵子等都可能存在不受精的情况，即使卵子受精后仍存在部分发育潜力低下的胚胎无法发育的情况，考虑到1枚卵子在体外受精的过程中可能会发生停育，因此，为保障试管婴儿的成功率，一次获得适量卵子是十分必要的。

试管婴儿过程中，在权衡患者成功率和患者自身安全性两个方面问题的同时，并考虑到不是每个受精卵都能发育成有活力的胚胎，因此，要一次从女性体内获得多个卵子，才能保证有足够数量的胚胎可以移植，这就需要对女性进行促排卵治疗。而超促排卵则可以在单个治疗周期中获得足够数量的卵子，从而提高妊娠率和治疗的效果，也可以通过多个促排周期获得足够多的卵子用来受精，形成一定数量可移植的胚胎，保障试管婴儿的成功率。通过控制性排卵，使患者体内同批次中本来要发生闭锁的卵泡也一起发育成熟，因此，促排卵方案实际上是在避免资源的浪费，自然也不会透支未来的卵泡，更不会导致卵巢早衰。

第二节 促排卵的适应证

门诊促排卵可以帮助一部分排卵障碍患者妊娠。人工授精前促排卵，目标是获得1~2枚卵泡发育并排卵。有以下特征的患者可以进行促排卵：①有生育要求但持续无排卵或稀发排卵；②黄体功能不足；③不明原因不孕症；④人工授精/试管婴儿助孕等。

第三节 个体化促排方案的制定

鉴于患者卵巢储备各不相同，因此，需要根据个人的状况使用不同的治疗方案。超促排卵的方法很多，具体适合哪种治疗方法，要经过检查后，评估卵巢储备情况，再做具体治疗方案，这一诊疗过程称之为个体化超促排卵方案。

选择促排方案前需综合评估患者的卵巢储备情况。临床医生根据患者年龄、体重指数（BMI）、AMH、基础FSH、LH、FSH/LH、基础E_2、双侧卵巢大小、窦卵泡数（AFC）、既往促排卵治疗卵巢反应性及盆腔卵巢手术史等来综合评估卵巢储备功能是否正常。对于卵巢储备功能正常和卵巢储备功能不良者需采用不同的促排方案。

第四节 促排卵前的降调节治疗

一般情况下，女性月经受到下丘脑-垂体-卵巢轴控制，每个月可以排出一个成熟卵子。为了保障试管婴儿成功率，试管婴儿治疗过程中需要取到多个卵子，因此，会使用促排药物使多个卵泡同时生长发育。但这样就会扰乱女性自身的调控机制，导致排卵提前或排不出卵子。促排前降调节则是避免患者自身排卵，同时促进多个卵子同步发育，从而在可控时间内进行有效获取卵子。

1. 降调节的目的

抑制和减少自发性LH（促黄体生成素）峰出现，避免自发排卵，促进多个卵子同步发育，主动掌握hCG时间与取卵时间。另外，进行垂体降调节，也可以避免女性自然周期中的自然排卵，进而保障取卵的需求。

2. 降调节方法

降调方法一般有两种，一是吃避孕药，二是打降调针。每个女性的卵巢储备功能不一，降调方案也需要因人而异。不论哪种方法，女性一定要遵医嘱，不能擅自用药。

3. 降调节有效性评估

通过检测，发现多个卵泡大小相近，都 < 5mm；雌激素（E_2）血值 < 50pg/mL、促黄体激素（LH） < 5mlU/mL、卵泡刺激素（FSH） < 5mlU/mL及内膜 < 5mm，认为达到降调节标准，具体临床医生会做出判断，并给您建议。

> **温馨提示**：并非每一种促排卵方案都需要降调节，是否降调节医生会根据患者卵巢功能及内分泌情况来确定，患者需要在专业的临床医生指导下选择促排卵方案。

第五节 促排卵的慎用证

患者存在以下状况需慎用促排药物：①原发或继发性卵巢功能低下或衰竭；②血栓栓塞家族史或血栓形成倾向；③患有性激素相关恶性肿瘤治疗前后，如乳腺癌、子宫内膜癌或卵巢癌等。

第六节 促排卵患者的禁忌证

如果患者存在如下状况，不可使用促排药物：①高促性腺激素性无排卵，如卵巢抵抗综合征；②先天性生殖道畸形或发育异常，如先天性无阴道、无子宫或始基子宫等；③急性盆腔炎症或者严重全身性疾病不适合妊娠者；④对卵巢刺激药物过敏或不能耐受者；⑤妊娠或哺乳期妇女；⑥男方无精子症，非供精助孕周期。

第七节 常用促排方案

试管婴儿常用促排方案有长方案、超长方案、短方案、超短方案、拮抗剂方案、微刺激方案、自然周期方案及黄体期促排方案等。医生主要根据患者的不同状况选择不同的方案，各个方案的差别主要在使用药物的种类和用药时间长短等方面。在实际操作过程中，医生会根据患者的具体情况进行适当调整，如药物种类及使用剂量等，以实现治疗方案的个体化。

一、长方案

该方案适用于患者年龄较小，且卵巢储备功能正常者，治疗效果较好，临床上使用较为普遍。一般于前次月经周期黄体中期开始用促性腺激素释放激素激动剂（GnRH-a）降调节；14天后结合超声、FSH、LH、E_2等激素水平评估降调效果，达降调标准后开始每日注射促性腺激素（Gn），当有2个卵泡直径达18mm、3个卵泡直径达17mm或4个卵泡直径达16mm卵泡时停用Gn，当晚注射hCG 5000～10000IU，34～36小时后取卵。然而，卵泡达到多大、或达到什么比例可以取卵，目前并没有定论，每个中心会根据临床医生以往的经验和患者情况确定合适的取卵时机。

二、超长方案

促排卵周期前，每月注射一支长效GnRH-a，共2～3个月，直至达到完全降调节，再开始用Gn促排卵。该方案适用于重度PCOS、高LH、子宫腺肌症及子宫内膜异位症者。治疗效果理想，但费用相对较高。月经周期第2天开始用第一支长效GnRH-a，第28天视患者病情加用或不用第2支GnRH-a，直至达到完全降调节，适时开始给予Gn促排卵。在此方案基础上，临床衍生出其他较为灵活方案，比如减量降调节超长方案或者其他改良超长方案，临床医生会根据患者自身情况进行选择。

三、短方案

该方案适于年龄大（35岁以上）、卵巢储备功能较差者（窦卵泡数目少于5个）。短方案简单灵活，但周期中卵泡发育和内膜同步性稍差。自月经第2天开始皮下注射GnRH-a 0.05~0.1mg/d至hCG日，月经第3天开始给予Gn，Gn启动剂量及其他同长方案。

四、超短方案

该方案适于年龄大、卵巢储备功能更差者及既往超促反应不良者。月经第2天开始给予GnRH-a 0.1mg/d，仅用3~5天停药，月经第3天开始予Gn 300~375IU/d，其他同长方案。

五、拮抗剂方案

该方案是目前针对多囊卵巢综合征患者、卵巢功能低下者、前次促排卵反应不良患者的一种较灵活的方案。持续时间与短方案相似，从月经周期第2天或第3天开始用Gn，在卵泡长大到14mm左右时或雌激素明显上升时，同时使用拮抗剂；或者Gn5天后同时使用拮抗剂，至夜针日。另外，值得注意的是，在使用拮抗剂方案时，拮抗剂的使用时机目前尚无定论，不同的中心有着不同的经验，并且每个人的情况不同，加拮抗剂的时机也会存在差异。

六、微刺激方案

该方案主要适用于高龄或卵巢储备功能低的患者。其特点是一个周期获得数量更少但质量更好的卵子，而且能够每个月连续做。此方案可以有效提高某些患者对内源性FSH的敏感性，显著改善许多低反应患者的卵巢反应性。评估患者的卵巢储备功能后判断如何用药，通常从月经周期第2或第3天开始口服克罗米芬或来曲唑，或5天后进行Gn至夜针日。

七、自然周期方案

多用于卵巢储备功能低下的患者、采用常规COH方案无法获得优质胚胎者、有激素依赖性肿瘤患者或应患者个人要求，且有自然卵泡发育者。根据患者月经周期监测排卵，当优势卵泡直径≥16~18mm，根据血E_2、血或尿LH，择期安排取卵；当优势卵泡直径≥16~18mm，但无血或尿LH峰值出现时，则于当晚注射hCG，34~36小时后取卵。

八、黄体期促排方案

多用于卵巢储备功能低下的患者、采用常规COH方案无法获得优质胚胎者。在自然周期排卵后，或非降调周期取卵后，若阴道B超检查有3个及以上≤8mm窦卵泡时，开始口服来曲唑和甲羟孕酮，同时肌内注射HMG，3~5天后监测卵泡直径及血LH、E_2及P水平，根据卵泡发育及激素情况调整用药、决定患者复诊时间。hCG扳机时机、注意事项及取卵时机同长方案。

临床医生会根据每一个患者的年龄、窦卵泡数、基础性激素、AMH、BMI等情况制定促排卵方案、选择促排药物，促排剂量，每种方案会根据个人情况，适当做一些调整。

第八节 促排效果的评定

目前通过B超监测排卵和常规激素水平的测定等方式来评估促排效果。

第七章　采卵术

第一节　采卵流程

一、什么是采卵术

在B超引导下，将取卵针穿过阴道后穹隆，直达卵巢吸取卵泡液和卵子的过程称为采卵术（Oocyte Pick Up, OPU）。

二、采卵时间

一般在注射夜针后34~36小时进行。

三、术前宣教

取卵术前需接受术前宣教。取卵前一天早上10:00用温的生理盐水行阴道冲洗。冲洗完毕由护士安排术前、术后的注意事项、术后三天进行移植相关事宜的学习，此步骤很重要，需引起重视。

四、采卵前准备

手术日07:30依次准时进行患者夫妇身份验证，包括双方身份证和结婚证（记得在核查双方身份之前提前解小便），验完身份后随护士进入手术室。根据每位患者卵泡的多少、打夜针的时间及化验结果合理安排取卵顺序，配合护士安排即可。

取卵前医生和护士需对女性患者做以下几个方面准备：①阴道冲洗2次，消毒外阴，阴道冲洗后禁止性生活；②术前30分钟进行镇痛针的肌肉注射或麻醉药物的注射；③术前测量患者血压、脉搏等生命体征，如有异常，先予处理后再行OPU术；④术前消毒剂和取卵装置的准备。

五、术前准备和再次验证身份

更换消毒衣后在候诊区等待，为避免重名重姓患者，护士会再次核对男女双方身份信息，然后进行术前阴道准备。信息核对之后，按护士安排依次取卵。取卵前5分钟之内护士会准时提醒去小便一次，防止充盈的膀胱遮住卵巢，影响取卵。鉴于卵子和精子对温度、湿度及光线的特殊要求，手术室属恒温区域，也保持一定范围的湿度和较暗的环境。

六、取卵进行时

进了手术间，患者需按照要求进行体位的准备，然后像做B超一样躺在手术床上，护士会最后一次核对患者的个人信息（胚胎实验室工作人员、手术医生和手术护士同时核对）。医生会在患者身上铺无菌巾，冲洗患者手术部位。接着，医生会用带有穿刺架的阴式B超机给患者做B超，取卵针会通过穿刺架，穿过阴道壁到达患者卵巢中，取卵针是空心的，它可以把患者两个卵巢中的每个大小合适的卵泡中的卵泡液和卵子，都抽吸到试管中。手术护士再把这些试管交给隔壁的胚胎实验室工作人员，取卵过程就结束了。

实验室人员需要花几分钟时间，在显微镜下把卵泡液中的卵子一一找出，所以，患者离开手术室时我们还不一定知道取了几个卵，在患者休息等待过程中我们会告知患者的获卵数。取出的卵子和精子在提前准备好的培养基中进行受精，一般取卵三天后来医院了解是否适合移植。

> **温馨提示**：取卵时，请勿触摸腿上和腹部铺的无菌布，保证手术的无菌性和您的安全。取卵过程中所有的耗材都是一次性的，上面清晰标记患者夫妻双方的姓名等信息，以确保每位患者取到的卵子不会和她人混淆。

七、取卵时间

采卵手术一般在5~10分钟完成，部分患者卵子数量较多，时间要适当延长，患者卵巢位置不太好，也会影响取卵，导致取卵时间延长，但卵巢位置不正情况一般很少发生。整个采卵术时间一般不长，如取卵术后无并发症，无需住院治疗。

八、取卵之后

取卵一般早上结束。手术结束后在隔壁的观察室休息，注意事项等信息都会写在取卵术后注意事项单上。有特殊情况，手术护士会有个别的交代和处理，毕竟每个患者情况不同。患者生命体征持续平稳，听从医师和护士安排，如有不舒服则继续观察，有问题及时向医护人员反应，安全第一。请不要擅自离开医院，术后2小时按照手术护士通知离开医院（请保持手机通畅）。

第二节　取卵后注意事项

取卵后部分患者会存在精神方面的紧张或身体的不舒服，而充分了解上述情况，针对性采取一定的治疗措施可有效减轻取卵术后的不适应。取卵后常见问题处理如下：

（1）在B超引导下阴道穿刺取卵后，一般休息2小时左右即可。取卵后夫妻双方在候诊大厅等待精液优化处理结果；若精子正常，可离开生殖遗传中心，取药打针；如果精子优化后质量差，则需改做单精子注射，同时需要签署知情同意书、缴纳相应的卵子/胚胎处理费用,办完上述事宜后才能离开取药打针。需保持手机通畅,如有异常情况,医生会及时联系您,如补做单精子注射等。

(2)术毕当天开始遵医嘱用药;采卵后轻微腹痛和阴道少量出血属正常反应,请勿紧张,若术后被告知阴道内塞有纱布条,请于术后1~2小时到手术室找医生取出。若有阴道出血量增多、腹痛、腹胀加剧、恶心、尿量减少、体重和腹围增加等症状请及时就诊。

(3)采卵后请预防感冒,饮食方面注意少盐,少量多餐,增加高蛋白、高维生素食物,合理均衡饮食,预防便秘。避免跑、跳、游泳、爬山、健身等剧烈运动,采卵术后注意休息,体位改变时(如转身、翻身、入厕等)动作不宜太快,外地患者建议当天不要离开医院所在城市。

(4)取卵术后第二天上午08:00空腹到生殖中心抽血和B超,并挂号就诊,把抽血和B超结果交医生决定是否新鲜移植。

(5)取卵术后第三天为移植日,新鲜移植方案患者,于移植日夫妻双方携带双方两证原件(身份证和结婚证)一同前来,详见"胚胎移植注意事项"。

第三节 卵泡数、获卵数及胚胎数之间的关系

经常听到患者提出这样的问题:我促排的时候说有10多个卵泡,怎么才取到这么几个卵子呢?我取了那么多卵子,怎么才有这么几个胚胎?第三天有那么多胚胎,怎么才养成2个囊胚?究竟卵泡数、获卵数、胚胎数、囊胚数之间有何关系?

一、窦卵泡数并不等于获卵数

在进周初期(一般是月经第二天),医生会通过B超判断患者有多少

个基础卵泡（窦卵泡，AFC）、基础性激素、AMH等综合评估卵巢储备功能后开始促排。在促排卵过程中，药物会诱发多个卵泡同时发育，到了大部分卵泡成熟的时候确定取卵日期。

因为这些卵泡大小不一，有些卵泡过熟了，卵子已开始老化死亡，有些卵子却没有成熟很难从里面吸出来，且有时候窦卵泡中可能没有卵子，如花生壳中有时会存在没花生仁是一个道理。所以，窦卵泡数不等于获卵数。

二、获卵数不等于胚胎数

自然状态下，一个正常生育年龄的女性每个月都会有10~20个卵泡发育，但最终只有一个成熟卵子排出，其余的会闭锁凋亡。促排卵是将这些本应该被淘汰掉的卵子也促起来，给予它们养分让它们发育成熟。

卵子促起来以后，还要看他们的质量，当然还有精子的质量，以及配成胚胎后的发育潜能。一般情况下部分卵子因不受精或者停止发育被淘汰，到第三天时胚胎数量有所减少，后期养囊胚会再次淘汰一部分，最终获得可用囊胚会减少。此外，取出的卵子数量多不一定代表胚胎数量一定多。

三、卵子的成熟率、受精率及卵裂率

试管婴儿过程中所取出的卵子并非全部都是成熟卵子，一般卵子成熟率为80%左右。只有成熟卵子才能受精，试管婴儿的受精率一般在70%左右。最后受精成功了，也不能保证受精卵会完成卵裂，发育成为胚胎，一般卵裂率为95%以上。

所以，在试管过程中每个人获得卵子数量和质量各不相同，最后形成胚胎过程中也会淘汰一部分，最终获得可用胚胎的数量会存在一定差异，大家客观看待这个问题，放松心态，更有助于提高试管婴儿成功率。

第八章 胚胎评分解读

一、胚胎评分的意义

通过胚胎评分可筛选出发育潜能比较高的胚胎,在移植后可以提高试管婴儿的成功率,减少移植失败或者流产的风险,减少患者胚胎不着床或流产后带来的生理上的痛苦,减轻患者的心理负担。

二、胚胎评分重点观察的时期

胚胎的发育是个动态的过程,一般在胚胎发育的每一天都需要对胚胎进行质量和发育潜能评估,而实际提供给患者的数据则是胚胎发育至卵裂期胚胎(第3天的胚胎)和囊胚(5~6天胚胎)的评分结果。不同发育阶段的胚胎存在不同的评分标准。

第一节 第三天胚胎评分标准

按照受精卵分裂的规律,胚胎生长到第3天应该具有8个细胞。但在实际培养过程中,胚胎发育快慢不一,一般认为具有6~10个细胞的胚胎都具有较好的发育潜能。在分裂过程中,产生的一些大小不一、胞质不均一的小细胞(体积明显小于卵裂球)称之为碎片。碎片程度越小,胚胎发育潜能越好。胚胎内卵裂球大小是否均一及对称,均一度越好,提示胚胎质量越高。理论上,卵裂球进行一次分裂,胞质均匀等量分到两个子卵裂球中，如果不是均匀分配，会出现卵裂球大小差异明显的现象，均一度高提示胚胎质量好。

第二节 囊胚期胚胎的评分标准

根据5~6天的囊胚期胚胎的发育特点，此阶段细胞已经开始分化，培养到第5~6天的囊胚主要是由囊胚腔、内细胞团、滋养外胚层组成，其中内细胞团将来发育成胎儿一部分，而滋养层细胞将来分化发育为胎盘的一部分，为胚胎的着床及后续发育提供营养。因此，囊胚与第3天的卵裂期胚胎评分方法不同。

目前应用最为广泛的是Gardner提出的囊胚评价方法，从囊胚腔的扩张状态、内细胞团和滋养外胚层的发育几个方面对囊胚进行评估。根据囊胚腔的大小和是否孵化出囊胚腔，将囊胚发育分为6个时期，1~2期的囊胚统称为早期囊胚（EB），3~6期的囊胚根据内细胞团和滋养层细胞分为A、B、C三个等级，其中A级细胞数目多，排列紧密；B级细胞数目偏少，排列松散；C级细胞数目很少。正常情况下，CC及以上的囊胚可以用来冷冻或者移植，比CC更差的囊胚建议放弃。其中无论是内细胞团还是滋养层细胞评分，细胞数目越多，细胞排列越紧密，提示胚胎细胞发育越好，胚胎质量相对较好。

目前国际上已基本达成共识，囊胚扩张（囊胚发育阶段≥3期）预示着较好的妊娠结果。同等条件下一般会将评分≥3BB的囊胚定为优质囊胚。第五天最优质的囊胚为4AA，第六天的囊胚质量劣于第五天的囊胚。目前，内细胞团和滋养层细胞谁对妊娠结果的影响更大尚存争议，即我们无法判定4AB囊胚一定优于4BA囊胚。而且，囊胚的评分同样是通过外观，而形态的美观与发育潜能不一定完全挂钩。

目前的胚胎评分标准还是主要依靠外观来对胚胎进行评分，形态学上的评估方式虽然存在一定的主观性，但也是目前使用最广泛的评分标准，研究提示，依靠经验和数据统计得出的结果确实是一种较为有效的方法，基本可与临床妊娠结果相匹配。然而,并非说评分最高的胚胎移植后就一定能成功,胚胎质量只是试管婴儿成功其中的一个重要因素,因为怀孕是一个非常复杂的过程,除去胚胎质量,女方年龄、子宫内膜的环境、母体激素水平及免疫状况等都会影响受孕。

随着科技的发展,相信将来会有更加精准的胚胎评分体系出现。

表1 囊胚发育阶段评级

囊胚发育阶段	评级标准
1期	早期有腔室囊胚,囊胚腔的体积小于胚胎总体积1/2
2期	囊胚腔体积大于或等于胚胎体积的1/2
3期	囊胚腔完全占据了胚胎的总体积
4期	扩张囊胚,囊胚腔完全占满胚胎,胚胎总体积变大,透明带变薄
5期	正在孵出的囊胚
6期	孵出的囊胚,囊胚完全从透明带中孵出

表2 内细胞团评分

内细胞团评分级别	评分标准
A	细胞数目多,排列紧密
B	细胞数目少,排列松散
C	细胞数目很少

表3 滋养层细胞评分

滋养层细胞评分级别	评分标准
A	细胞较多,结构致密
B	细胞不多,结构松散
C	细胞稀疏

第三节 鲜胚冷冻或囊胚培养的选择

"医生,我现在是要冷冻胚胎,还是要培养囊胚?"这个问题是每一个试管患者都会纠结的,如何看待这个问题,下面客观科学的分析会为您的选择提供一定的参考。

一、第三天卵裂期胚胎和囊胚的区别

首先,大家要了解什么是第三天胚胎和囊胚?取卵当天卵子和精子结合,完成受精后算起,体外培养至第三天的胚胎均称作"卵裂期胚胎",而囊胚则是在卵裂期胚胎的基础上继续培养至第5~7天阶段,发育出囊胚腔的胚胎则称为"囊胚"。

二、囊胚培养的优点

进行囊胚培养有以下5个方面的优点:①一般情况而言,质量好的卵裂期胚胎发育成囊胚的概率比较高,相反,质量差的卵裂期胚胎发育到囊胚的概率比较低,体外囊胚培养可对卵裂期胚胎起到筛选作用;②囊胚培养更好的模拟了胚胎发育的生理状态,可提高妊娠率并降低宫外孕的发生率;③符合生理着床时间,与子宫内膜更同步好,能够提高临床妊娠率和胚胎种植率;④囊胚培养可选择单囊胚移植,有效降低多胎妊娠率;⑤为植入前遗传学筛查诊断(PGS/PGD)提供时间。

三、囊胚培养存在无胚胎可移植的风险

囊胚培养可能还存在以下问题:①囊胚培养过程中质量差的卵裂期胚胎无法发育到囊胚而停育,偶尔会发生无可移植胚胎的状况;②体外环境不同于体内环境,囊胚培养可能使得少部分可以着床的卵裂期胚胎被淘汰,因此,囊胚移植可能牺牲部分可着床卵裂期胚胎;③囊胚培养在理论

上淘汰了一定的染色体异常胚胎，也并不能完全排除，囊胚移植同样有异常胚胎的风险；如非整倍体和基因甲基化修饰异常风险存在；④囊胚移植可降低异卵双胎率，也会增加单卵双胎的发生率。

四、一般建议行囊胚培养的原则

下列情况建议进行囊胚培养：①患者年龄相对年轻，卵巢储备好，获卵数充足，可以考虑养囊胚；②胚胎反复不着床的患者，囊胚培养可以减少因胚胎潜能差异导致的失败；③染色体异常或基因异常，需要做胚胎活检的患者，建议囊胚培养。

平均一枚囊胚的着床能力达40%～60%，植入两枚囊胚的受孕率可达到70%以上。囊胚培育对试剂、胚胎培养技术及团队实力有较高的要求。

因此，考虑到囊胚培养和移植的优点及存在的问题，患者朋友在选择是否培养囊胚的问题上还是要根据自己胚胎的数量和质量，结合专业医生建议选择方案。

第四节 新鲜精液或冷冻精液的选择

冻精就像我们冷冻食品那样吗？冻精会不会变质？会不会影响到宝宝健康？这些都是患者疑惑的问题。

一、冻精的意义

冻精是在具备相应资质的正规医疗机构对精子进行冷冻保存，也是目前针对男性保存生育力的重要举措，可以有效预防未来生育风险。

二、适应人群

常适用于一些非常严重的少精症患者，可以在治疗过程中将珍贵的精子冷冻保存，用于卵胞浆内单精子注射治疗；对于肿瘤患者在放化疗前进行精子冷冻，避免肿瘤治疗过程中对精子造成的伤害。

三、冻精原理

精子的冷冻是一个科学严格的过程，目前精子冷冻技术已相当成熟。为了保证精子冻存质量，请选择有资质的正规生殖中心/精子库进行精子保存。精子是在-196℃的液氮中进行保存，因此，在冻存前，需加一定量的冷冻保护剂对精子进行保护，而冷冻保护剂一方面可以防止精子细胞内水分结冰，体积增大，致细胞膜破裂，同时也可以使精子中的生物活动停止，保证精子质量。但在精子解冻过程中也会因一些其他因素导致部分精子的死亡，造成其数量的减少。简单地来讲，部分精子因在解冻时，其胞内液体会和胞外保存液发生交换，如果进入细胞内的液体过多、过快，会破坏精子细胞，导致其死亡。因此，能成功冷冻、解冻的活精子都是经得起考验的。

临床上，如果就诊夫妇都能到场的情况下，建议男方在取卵日进行取精，用于卵子的受精。而对于部分患者，存在少弱精等问题，或男方在取卵日因特殊原因实在无法到现场取精、或男方在取卵日存在心理等因素导致无法取精的问题，则可以考虑提前冷冻精液备用。

四、冻精安全性

就目前来看，冷冻21年的精液是可以使女性成功受孕的。精子冷冻的时间长短不是影响能否受孕的决定因素，关键是要看解冻后精子的质量。目前尚未见长时间冷冻精子对后代造成影响的报道。

第九章 胚胎移植

第一节 胚胎移植流程

胚胎移植是一个无创性的简单手术,具体操作过程如下:

(1)根据患者取卵后有无过度刺激、子宫内膜厚度、激素水平、IVF实验室的胚胎评分情况来决定实施胚胎移植时间。新鲜周期一般于取卵术后3~5天进行胚胎移植,冷冻周期胚胎移植时间由临床医生根据患者情况来确定。

(2)患者在移植前保持膀胱适度充盈,以确保在B超下能准确判断移植的位置。用沾有无菌生理盐水的纱布擦洗阴道和宫颈管内黏液,以培养液擦洗宫颈外口。

(3)移植护士向实验室人员确认移植患者女方和男方的姓名,待胚胎实验室人员将患者的胚胎进行观察,并和患者再次确认女方和男方姓名,在准确无误的前提下,护士将移植管内管交给胚胎实验室人员,准备装载胚胎,并再确认患者男女双方信息后将装有胚胎的移植管从传递窗传递给医生。

(4)在腹部B超下观察宫腔线,将移植管外管置入宫腔,将装载胚胎的移植内管置入外管内,缓慢匀速推出胚胎液,停留30秒后退出移植管,将移植管交胚胎实验室人员核查是否有胚胎遗留。

(5)等待复核完毕,报告无胚胎遗留后结束手术,若有胚胎残留,再次按照以上步骤放置移植管进行胚胎移植。

(6)胚胎移植后患者在医院休息15~30分钟,如无不适,按照医嘱用药，并充分了解胚胎移植注意事项后可离开医院。

第二节 单胚胎或双胚胎移植该如何选择

随着国家二胎政策的开放，很多朋友希望通过试管婴儿技术获得双胎，一次解决生二胎的麻烦。目前很多生殖中心双胎率都在20%~30%之间，甚至更高，这也更加坚定了部分患者怀双胎的信念。殊不知，患者在羡慕双胎的同时，也存在很大风险。

和单胎妊娠相比，双胎妊娠者会在多方面加大母亲的负担和风险。具体表现在：①早孕期间发生妊娠剧吐的可能性增大；②随着孕期增长，到了孕中晚期，双胎妊娠更容易发生妊娠期高血压，妊娠期高血压严重的患者会出现蛋白尿和子痫等症状，甚至危害母亲生命，在危险的情况下，部分患者需要引产，且母亲在产后还存在大出血风险；③子宫畸形患者、第一胎剖宫产及子宫肌瘤剔除后的患者等在中孕期会出现较高的流产率及存在子宫破裂的风险；④早产是双胎妊娠最常见的并发症之一，也是导致新生儿窒息、患病乃至死亡等最重要的原因之一；⑤因铁、叶酸及其他营养物质的储备不足难以满足2个胎儿的生长需要，双胎患者易出现贫血和胎儿生长受限等问题。其中贫血是双胎妊娠最常见的并发症，21%~54.2%的双胎妊娠孕妇合并贫血；⑥双胎妊娠因子宫壁过度膨胀、肌纤维过度伸展、影响肌纤维缩复、导致产后子宫收缩乏力，兼之双胎胎盘面积较大，胎盘剥离后创面较大，均亦导致产后出血状况；⑦双胎妊娠会导致胎膜早破及羊水过多，发生率为单胎妊娠的10倍左右；⑧出于对患者健康风险的考虑，对于怀有三胎甚至更多个胚胎的患者，需要进行减胎手术，如不减胎会严重增加患者的身体和经济负担。

针对上述问题，目前很多中心提倡"单囊胚移植"。针对试管婴儿要移植胚胎个数的具体问题，主管医师会根据患者情况，包括年龄、身高、子宫、内膜、胚胎或囊胚个数及胚胎质量等各项条件，进行综合分析，并为患者制定一个最有利于患者的合理的、科学的移植方案。一般身材矮小（小于150cm）、既往有剖宫产史或子宫肌瘤剔除术等引起的疤痕子宫、多次流产史等特殊情况的患者，为孕期安全考虑，医生多会建议选择单胚胎移植。

第三节　取消胚胎移植原因分析

取消移植是有一定医学指证的，取消移植以保证患者健康和提高妊娠成功率为目标，患者需配合专业医生安排。目前取消移植主要有以下因素：

一、严重卵巢反应不良

各种控制性促排方案中，若注射Gn5天以上，双侧卵巢无优势卵泡发育，增加Gn剂量注射3~5天后仍无优势卵泡生长者，为严重卵巢反应不良，建议取消本周期。

二、子宫内膜条件差

促排过程中，反复B超提示子宫内膜回声欠均，胚胎移植日B超检查提示子宫内膜厚度<7mm或≥15mm，出现宫腔积液等均建议取消该周期胚胎移植，全部胚胎冷冻，择期再行冷冻胚胎移植（Frozen-thawed Embryo Transfer, FET）。

三、卵巢过度刺激综合征（Ovarian Hyperstimulation Syndrome, OHSS）

若患者获卵数≥25个，或E_2≥5000pg/mL，同时合并有严重腹胀、腹痛、腹水等症状的患者，建议取消本周期移植，全胚冷冻，择期再行FET。

四、身体条件不适合移植

促排过程中患者出现全身性疾病（重感、发热或其他严重不适）、严重泌尿、生殖系统急性感染等情况，建议取消本周期移植，全胚冷冻，择期再行FET。

五、激素水平不合适

注射hCG日P≥1.5ng/mL时，拮抗剂方案注射hCG日P≥1ng/mL时，因孕酮提前升高，可能影响子宫内膜的容受性，建议取消该周期鲜胚移植，全部冷冻胚胎，择期再行FET。

六、使用克罗米芬促排的微刺激方案或黄体期促排卵患者

特殊促排方案，内膜不适合移植可能会取消该周期鲜胚移植，全部冷冻胚胎，择期再行FET。

上述情况患者如果强行要求移植，一方面会增加患者产生各种并发症的风险，同时也会很大程度上降低试管受孕的概率。是否取消移植，患者要听取专业医生的建议和意见。

第四节 试管婴儿胚胎移植后常见症状及处理

每个女性都有做妈妈的权力，部分准妈妈因各种原因要通过试管婴儿技术来受孕，那么试管婴儿胚胎移植后注意事项则是各位准妈妈重点关注的问题，具体遇到什么情况该怎么办，需听从专业医生的意见。

一、移植后腹痛

轻度腹痛、针扎样、部位不定、时间不定大多与精神紧张有关。如不适逐渐加重，应去医院就诊。突然发生的剧烈腹痛，应立即去医院就诊。

二、移植后用药

移植后用药要慎重，应权衡利弊，合理用药。如轻微感冒，可多喝水，多休息。如出现高烧，剧烈咳嗽，扁桃体发炎，肺部感染，不可硬

撑，此时不用药对移植后会有影响，需及时就诊，遵医嘱用药。

三、移植后出血

若移植后出血应注意出血的部位和出血量，必要时行B超检查，看是否有宫腔内出血。部分患者在胚胎移植后7~10天会出现少许阴道出血或血性分泌物，原因不清，但无需紧张，保持观察出血量，并遵医嘱继续黄体支持用药，等待验孕。如出血持续或量较多时，接近或超过月经量，及时到医院就诊。

有患者担心移植后流血是宫外孕，需要说明的是：在移植至查hCG日这段时间，不必考虑这个问题，即便是以后发生宫外孕，这时也无法检查、确诊及预防，至于治疗，则更无从谈起，应多观察。

四、移植后腹胀胸闷

移植后腹胀多与注射黄体酮，肠蠕动减少及过度休息有关。移植后适当休息2~3天，可以正常上班，避免重体力劳动及增加腹压的活动即可。但注射hCG日雌激素过高，取卵过多，就应多加注意，警惕出现卵巢过度刺激综合征（OHSS），如症状逐渐加重，应立即去医院就诊。

五、移植后便秘

移植后需孕酮类药物保胎，患者少动多静，饮食细致，肠蠕动减少，会便秘。症状较轻时，可通过调整饮食结构予以纠正，如多吃蔬菜水果，高纤维饮食，适量运动，避免过度卧床休息。如果便秘时间长，可遵医嘱适当服用药，要避开选择孕妇禁用药物。

第五节　胚胎移植后常见问题及解答

许多女性遭遇了长期不孕或是不良妊娠的经历，最终进入试管婴儿的治疗阶段，生理上和心理上都经受了极大的考验。她们对胚胎移植后的期望很高，对任何道听途说来的"助孕良方"言听计从，可常常对来自生殖中心的专业建议却置若罔闻。移植后很多事情要怎么做？需要听从专业医生的建议和意见。

一、移植后是否可以上厕所？

移植后14天是胚胎着床的关键期，通常会伴随心情紧张和焦虑，14天的等待时光可谓是"度日如年"。许多患者唯恐正常活动后，胚胎就会掉下来。其实，移植前过度充盈膀胱或移植后继续憋尿时间过长，会使膀胱收缩肌肉麻痹，暂时丧失功能，出现尿不净、下腹疼痛、尿频、尿急，甚至排尿困难、尿路感染等，此种不安的状态非常容易干扰胚胎安静地着床，降低妊娠率。因此，建议您根据需求及时排空小便，同时注意心理调适，正常如厕。

胚胎移植是通过非常细软的移植管将胚胎轻轻放入宫腔，宫颈口平日关闭，女性阴道内的正常驻扎的细菌都难以进入宫腔，细菌直径一般在 $0.5\,\mu m$ 左右，而受精卵直径至少在上百个微米，是细菌直径的上千倍，一旦进入宫腔，是很难"掉出来"的。保持一个原则：正常工作，正常生活，合理饮食即可。

二、移植后要卧床休息多久合适？

胚胎移植之后立即行走至休息区休息30分钟和卧床休息2~3小时之间的妊娠率无显著差异，提示长时间卧床休息并不会提高临床妊娠率；国外也有研究提示，移植后适当的活动较移植后休息几个小时的临床妊娠率要稍高。因此，移植后休息15~20分钟已成为国内多家生殖中心的共识。

除非有特殊情况，否则并不建议"卧床保胎"。卧床保胎还会带来便秘、全身酸痛、焦虑等症状的发生，增加血栓形成风险，造成严重的并发症。

三、移植后适度活动的好处有哪些？

胚胎移植后，建议适当活动，以促进胃肠蠕动。注意调整饮食结构，多食粗纤维的食物，以刺激肠道蠕动，避免便秘发生。如果出现大便干结甚至便秘，可以适当饮用蜂蜜水，起到软化粪便、缓解便秘的作用。再严重者需要服用药物排便。保持身心愉快，养成每日定时排便的习惯十分重要。

四、移植后是否可以坐车和做家务？

移植后可以立即行走，休息15~20分钟后即可回家，也可坐长途汽车等。胚胎移植后患者可以根据自身情况进行洗头、洗澡、上下楼梯及一般的家务等正常的日常生活。

五、移植后生活方面要注意哪些问题？

避免用热水袋等在腹部进行热敷；避免性生活和重体力劳动和大负荷的运动、酗酒及吸烟；预防感冒发烧及其他疾病，如生病情况严重需及时来院就诊，向接诊医生说明情况，在医生指导下合理用药。

六、胚胎移植后的黄体酮类药物支持需多久？

胚胎移植后，医生会根据患者的情况，适当的安排一定量的药物进行黄体功能支持，为胚胎的顺利着床和维持妊娠做准备。具体药物的用量医生会根据患者的身体状况来确定，每个人情况不尽相同，不足和过量的药物都会产生不好的影响。鉴于大多黄体支持用药物在血液中均无法检测。因此，建议患者要严格执行医生的用药安排，切忌自己调整医生规定的用药量和用药时间。如有特殊情况，不要过度紧张，可继续观察或到医院找相关负责医生进行咨询。

七、胚胎移植后心理方面的注意事项

胚胎移植是整个试管婴儿过程中患者最为关注的阶段，这必然也会引起患者过度紧张、焦虑甚至会产生抑郁，其实这些都是不必要的，这些负面的情绪会影响患者身体的激素水平和身体的免疫能力，反而会影响妊娠的结果。因此，建议患者在移植后放松心情，保持平常心，这样可以提高试管婴儿的成功率。

八、移植后多久适合检测胚胎是否着床？

1. 移植后14天进行抽血检验

部分患者在移植后4~5天开始用验孕棒检测胚胎是否着床，其实胚胎着床每个人差异较大，有人基本没任何反应。因此，建议患者至少移植后12~14天再检测，免得增加自己心理负担，即使12~14天自己验孕棒测尿"阴性"，也应来院抽血检测，定性的尿hCG检测不如查血准确。

切忌根据自己在14天前通过验孕棒检测结果"阴性"私自停药，这可能会导致本已着床的胚胎因患者的私自停药，造成维持胚胎正常着床和发育的激素水平较低，进而导致胎停育，这种情况在临床中时有发生。因此，建议患者有任何问题及时和负责您的临床医生做充分的沟通和交流。

尿检阳性提示胚胎已着床，部分患者开始担忧会不会有宫外孕，hCG值是否正常、用不用保胎、会不会胚胎停育，会不会早期流产等一系列问题。其实，每一位妈妈怀孕的时候肯定会有各种担心，有什么疑问可以及时和主诊医生沟通，医生会根据病情描述、检查结果和临床经验综合判断病情，自己不要乱猜，应安心养胎。如果确实有出血多、色鲜红、腹痛加重等情况，及时到就近医院就诊，不必非要等到自己的试管主诊医生坐诊，以免延误病情。

尿检阴性提示胚胎着床失败，其实大多数胚胎着床失败和胚胎发育潜能低有关，也就是我们常说的"优胜劣汰"，不具发育潜能的胚胎大多不能着床，少部分着床以后以自然流产或胚胎停育告终，胚胎异常的比例随着年龄的增加而逐年增加，特别是38岁以后，这也是为什么年龄越大妊娠率越低，流产率越高的原因。如遇到此类情况，请参考"科学面对胎停育"章节，及时正确寻找胚胎停育的原因，针对性为下次备孕做准备。

2. 移植后28天B超检测

移植后28天，需第一次B超判断有没有胚芽和心血管搏动，了解单胎还是双胎。若遇到未见胎心等问题请勿立即下胎停育结论，因部分患者胚胎尚未发育到出现胎心的阶段，需根据患者末次月经时间、排卵时间等安排再次B超验证是否有胎心，同时需结合激素检测结果，谨慎给出胎停育报告。

移植手术完成后，平躺20分钟左右，即可带着胚胎宝宝离开医院回家。排空小便、适当活动等不会让胚胎宝宝"掉下来"。无特殊情况，移植后休息3~4天就可以正常上班了。有研究证实，术后休息时间长短与移植成功率并没有显著的相关性。等待验孕阶段，保持愉悦的心情，尽可能避免感冒、发烧、腹泻、便秘等情况，第14天抽血验孕，如成功受孕，第28天后超声检测胚芽和胎心即可。

第六节 试管婴儿移植后饮食原则

胚胎移植后的饮食习惯一般无特殊的禁忌。但营养不足会导致身体营养缺乏，过度的补充营养会增加胃肠道负担，影响健康。因此，医生建议可以适当地少食多餐，多吃水果、蔬菜及富含蛋白的食品。

一、安全健康饮食

尽量选择在家吃饭，保证干净卫生饮食，避免到外面就餐，以防食物因卫生不达标导致一些身体的不适,影响移植结果。

二、心理放松

过度紧张会导致消化不良等问题,建议放松心情,多进食一些易于消化、营养均衡的食物,如稀饭、蔬菜和水果等,尽量保持肠胃通畅。

三、均衡营养

取卵后部分患者会有稍微地不适,如腹胀等。这种情况下,需多补充高蛋白、减少盐的摄入,多食用易消化饮食,少量多餐。如果发现腹水、胸腔积液,多喝鱼汤、冬瓜汤、西瓜汁、橙汁及鸡蛋等食物,这有助于利尿,但不可过量。

四、远离过敏源

饮食中避免接触过敏源,尤其不要尝试新的食物,避免出现过敏现象。

五、避免冷饮和胀气食物

不要喝冷饮,拉肚子会引起宫缩,影响着床。不要吃胀气的食物,如土豆、红薯、豆浆等,以免引起胃肠不适。

六、增加膳食纤维,促进胃肠蠕动

做试管婴儿移植时,容易造成便秘,这个问题不大,可以通过多吃一些富含膳食纤维的食物,如蔬菜、燕麦、新鲜玉米、苹果、蜂蜜水、酸奶等减轻症状和帮助排便。

温馨提示:时刻牢记,任何东西不足和过量都是不健康的。

第七节　试管婴儿移植后着床相关问题

胚胎移植是试管婴儿过程中非常重要的环节，看到胚胎被移植到子宫腔内，准妈妈们不免会有各种担忧。本节我们探讨胚胎移植后着床问题、影响着床的因素及如何提高着床的问题。

一、影响胚胎着床的因素

精子和卵子质量的高低直接决定胚胎的质量，通常受精卵质量的好坏决定了试管婴儿胚胎移植后是否能成功着床，如果精子质量差，卵子或精子的染色体异常，即使移植成功，胚胎着床后也会出现流产等异常情况。

另外，子宫内膜环境也会影响试管婴儿的胚胎着床。子宫内膜是胚胎着床的地方，如果子宫内膜够厚、血流丰富而且细胞分裂良好，会增加胚胎着床率，着床的时间相对快一些。但是如果女性的子宫内膜太薄、血流量不足、内分泌异常，胚胎就不容易着床。

二、提高胚胎着床应注意的几个问题

1. 轻松愉快的心情是保证胚胎成功着床的前提

不孕症本身会给夫妇双方带来巨大的心理压力，在进行试管婴儿治疗的夫妇出现焦虑、抑郁是较为普遍的现象。焦虑、抑郁会通过影响激素或免疫系统的应激机制，对试管婴儿的妊娠结果产生一定的影响。有学者发现，精神紧张的患者着床期子宫内膜所分泌的调节着床因子显著低于精神放松的患者。可见，精神紧张、焦虑、抑郁对患者是有害而无益的。

因此，进行胚胎移植的第一个注意事项就是要放松心情，调整好心态。积极而有足够的信心，相信自己能成功。即使失败了，也没有必要灰心丧气，调整好自己的心态，好孕总会来临。其次，要学会放松自己，主动调节心情，给自己积极的暗示。治疗过程虽然繁琐，但不要想成是沉重

的心理负担，治疗之余，可以多读一些轻松的书籍，多看一些积极向上的电影，或者去大自然中放松一下。家人也要积极努力为她们创造一个和谐、轻松的氛围。总之，心情放松，心态平和，是最有利于新生命的孕育和诞生。

2. 按时用药是移植成功的保障

移植后需要使用黄体酮进行黄体支持，这很重要，不论使用哪种药物，都需要配合医生要求，按时用药，保证体内的内分泌环境适于孕育新生命。

3. 适当运动有利于提高妊娠率

移植后一般卧床休息15～30分钟即可。不必担心哪一种姿势好，能放松、舒服就可以了。研究发现，移植后适度的活动有利于胚胎种植，提高妊娠率和活产率。但是由于促排卵过程中，卵巢体积增大，重量增加，不建议运动量过大或进行旋转运动，以防卵巢扭转。实际上，移植后几乎没有人进行大运动量的活动，所以鼓励患者散步或进行适量运动是非常有必要的。

此外，建议移植后继续上班工作。这样会转移注意力，不必一味地沉浸在是否能怀孕的担忧中，使身心得到充分的放松，从而有助提高试管婴儿的成功率。

建议准妈妈在移植后适当的多喝水、多排尿，冲刷尿道，减少泌尿系感染机会；还要避免到人多、空气流通不好的地方，以防感染传染性疾病；遇到天气变化，及时添加衣物，以免感冒等。

第八节　科学面对胚胎停育

胚胎停止发育（胚胎停育）是指妊娠早期胚胎因某种或多种原因所致胚胎丢失。B超检查显示妊娠囊内无胚胎或胚胎形态不规整，无胎心搏动，或表现为妊娠囊枯萎。早孕期胎停育的诊断依据：①头臀径≥7mm时未见胎心搏动；②平均孕囊直径≥25mm时未见胚胎；③超声显示无卵黄囊的妊娠囊在2周或更长的时间后未见胚胎及胎心搏动；④超声显示有卵黄囊的妊娠囊在11天或更长时间后未见胚胎及胎心搏动。面对胎停育需寻找原因，根据情况做出积极应对，以便更好地为下次备孕做准备。目前常见胎停育的原因有以下几个方面：

一、染色体异常

胚胎本身发育异常导致的停育是生物界"优胜劣汰，自然选择"法则的产物。染色体数目和结构异常是常见的导致胎停育的原因，常见21、13及18号染色体三体和不平衡易位等。

> **对策**：胚胎染色体异常的发生率与父母染色异常或母亲怀孕时年龄偏高等因素有关，建议35岁之前怀孕生育。如果女性年龄超过35岁，孕前应进行遗传学检查。对于染色体异常的夫妇，理论上有分娩正常核型或携带染色体异常婴儿的机会，应科学面对染色体异常问题。对于环境、生物、辐射等因素导致的胚胎染色体异常情况，建议备孕夫妇调节心理及身体，远离不良环境。

二、内分泌失调

患者存在甲状腺功能异常、糖尿病、其他免疫疾病导致患者内分泌失调。胚胎早期发育需一定水平的雌激素、孕激素及人绒毛膜促性腺激素，如母体内激素不足，无法满足胚胎发育的需要，就可能造成胚胎停育，黄体功能不全最常见。

> **对策**：治疗原发病，如甲状腺功能亢进或减退及糖尿病等。确诊黄体功能不足的患者，可根据医嘱补充；自身免疫异常者，如血栓史和死胎史的复发性流产患者，可根据医嘱采用低分子肝素、肾上腺皮质激素（泼尼松和地塞米松）及丙种球蛋白进行治疗。

三、免疫因素

母亲患有自身免疫疾病或生殖免疫异常，如抗精子抗体、抗子宫内膜抗体及抗卵巢抗体等阳性者，也可能导致胚胎停育。

> 对策：进行相应的免疫治疗。

四、受孕宫腔内环境异常

子宫的各种异常，如内膜太薄、太厚、子宫畸形、子宫肌瘤及子宫内膜异位症等，也会导致胎停育。

> 对策：针对不同原因给予药物或手术治疗。

五、感染

妊娠早期严重的TORCH感染可引起胚胎停育。

> 对策：各位备孕女性和孕妈远离宠物、避免食用未熟或污染的食物，避免感染，尽可能远离病原菌，一旦发现感染需针对不同的致病微生物，选择FDA规定的A类或B类药物治疗。

六、环境及药物因素

噪音、高温、射线、重金属及致畸药物接触等也会导致胎停育。

> 对策：尽量避免接触上述环境污染，针对致畸药物出现的畸形，在医生指导下合理用药，避免服用致畸药物。

七、原因不明

部分胚胎停育没有明确诱因，随着检查手段的日益更新，也许会有更多的原因被发现。

> **知识拓展**：胚胎长7mm和平均囊内径25mm都是指经阴道超声所测数值。临床上早孕期B超提示"未见心管搏动"，不要轻易下"胚胎停育"的结论，需仔细询问患者月经周期、排除排卵推迟及孕囊晚着床等的可能性，建议结合血液激素水平和按照特定时间进行超声复查后再确诊。

第九节 试管婴儿技术对女性和新生儿的影响问题

一、目前尚未有确切证据支持试管婴儿技术增加女性患病风险

有患者担忧行试管婴儿治疗时使用了大剂量的激素，是否会对身体健康造成影响？就目前的研究结果而言，试管婴儿技术是比较成熟的，过度刺激是试管婴儿过程中比较严重的并发症，但在临床上是可控且可以治疗的。目前尚无确切的证据支持促排会增加女性母亲卵巢癌和乳腺癌的发病风险。此外，辅助生殖技术较自然受孕没有增加早期妊娠丢失率和自然流产率，并且该技术同样避免不了"宫外孕"的发生。另外，试管婴儿技术在辅助生育过程中使得双胎率要显著高于自然妊娠，其中约20%的多胎妊娠和试管技术有关。而多胎妊娠在一定程度上可能会增加妊娠的多种风险，具体内容在双胎和单胎移植章节进行了全面阐述，可参看相关章节。

二、试管婴儿和自然受孕后代健康是否有差异？

目前试管婴儿的追踪随访提示试管婴儿无论是精神心理、认知、行为、运动、社会情感以及精神障碍方面，均和自然受孕出生的婴儿之间无显著差异。至于试管婴儿技术对其远期健康的影响，尚有争议，有小部分研究提示可能会增加女性生殖系统肿瘤的发生率，但尚未有大型的临床研究证实。

试管婴儿技术为无数不孕不育家庭带来了希望，但试管婴儿对母婴健康是否增加其他疾病风险尚缺乏确切证据，而做出孕前遗传咨询、孕前筛查和诊断等可以有效预防出生缺陷的发生，确保母婴健康。

第十节　试管过程中常用药物的存储条件

在试管婴儿治疗过程中，会用到一系列药物，不同药物有不同的存储条件，具体怎么存储试管期间的药物才能保证最好的疗效？建议遵循以下五点。

一、一般药物的保存原则

一般情况下，不同药物均遵循避光、干燥、低温、阴凉、密闭条件下保存。也有部分药物的存储有较高的要求，如冷藏（2~8℃）或冷冻（-20℃），如存储条件不当，往往会导致药物失效，达不到治疗效果。其中部分药品患者会从医院带回家使用，尤其要注意运输过程中药物的保存条件。

二、常温储存的药物

室温储存药物常见有丽申宝（注射用尿促卵泡素）、乐宝得（注射用尿促性素）、乐芮（注射用重组人促黄体激素α）、果纳芬（注射用重组人促卵泡激素）、黄体酮注射液（避光密闭）、安琪坦（黄体酮软胶囊）、达芙通（地屈孕酮片）、芬吗通（雌二醇片/雌二醇地屈孕酮片）、补佳乐（戊酸雌二醇片）、玛特纳（复方多维元素片）、爱乐维（复合多维元素片）及优甲乐（左甲状腺素钠片）等。

三、常见冷藏保存的药物

冷藏保存温度为2~8℃。需冷藏的药物有达必佳（醋酸曲普瑞林注射液）、普丽康（重组促卵泡素β注射液）、安苏萌（注射用重组人生长激素）、艾泽（注射用重组人绒促性素）、思则凯（注射用醋酸西曲瑞克）、果纳芬笔（重组人促卵泡激素注射液）及赛增（注射用重组人生长激素）等。如要求冷藏药品，被误冷冻处理后建议找临床医生重新开药。

四、室温或冷藏均可的药物

爱斯妥（雌二醇凝胶）、注射用绒促性素（hCG）、雪诺酮（黄体酮缓释凝胶）及克赛（依诺肝素钠注射液）在室温或冷藏条件保存均可。

五、特殊存储需求的药物

对于部分药物的存储需要，需要根据药物使用说明上的存储条件进行存储，以确保药物的疗效。

第十章　生殖与遗传及遗传咨询

不孕不育是仅次于肿瘤和心脑血管病的人类所面临的第三大疾病，约占育龄夫妻的10%~15%。除常见的解剖异常、内分泌紊乱、免疫因素、感染、全身性疾病及环境因素等会引起不孕不育外，遗传问题也是导致不孕不育的重要原因。常见的染色体疾病、单基因遗传病及多基因遗传病都和不孕不育存在密切关系。

染色体异常是导致复发性流产、患儿智力低下、先天性畸形、生长发育迟缓、原发性不孕等疾病的重要原因。自然流产是妇产科的一种常见病，其中50%~60%与胚胎染色体异常有关。致死性的染色体异常是导致自然流产、胎儿缺陷等的主要原因，反应为一条或多条染色体上存在数目或结构异常，其中80%以上为胚胎染色体数目异常，5%以上为胚胎染色体结构异常。随着流产次数的增加，染色体异常的概率越高，需对这类患者夫妇在孕前进行遗传学病因筛查，对其再次妊娠有重要指导意义。父母年龄越高，子代发生出生缺陷的风险越大。因此，在生殖和妇产领域开展遗传性疾病的筛查、诊断及遗传咨询是目前预防出生缺陷的重要途径，具有重要的社会学意义。

第一节　不孕不育与遗传的关系

与生育相关的遗传病常见有染色体病、基因病（单基因遗传病、多基因遗传病及线粒体疾病）。本节将对上述常见遗传病种类进行分类叙述。

一、染色体病

染色体数目或结构异常引起的疾病称之为染色体病。目前，已报道的染色体相关疾病达3000余种，其中100多种被列为常见遗传病种。胚胎染色体异常占自然流产胚胎中的50%～60%，新生儿染色体异常发生率为0.5%～0.7%。其中最常见的染色体病是21-三体，也就是大家熟知的唐氏综合征，是导致严重先天性智力障碍最重要的病因之一，此外还有18-三体、3-三体、脆性X染色体等。

染色体在减数分裂过程中的不分离导致生殖细胞的染色体数目异常，发育为单体型或三体型。不分离发生在胚胎形成最早期可形成单体型和三体型，若发生在胚胎分裂期的部分细胞，则多形成嵌合体。染色体数目异常是流产或死胎的重要原因。性染色体不分离时表现为生殖系统结构和功能的异常，使患者卵巢或睾丸分化异常，从而导致不孕。其中性染色体（X和Y）数目的异常是目前导致不孕不育的重要原因之一。

1. 常见性染色体数目异常

Turner综合征，又称先天性卵巢发育不全综合征，患者染色体数目为45条，其中仅包含一条X染色，核型为45，X。临床可导致原发闭经、第二性征发育不良、身材矮小（低于150cm）、不孕，条索状性腺，幼稚子宫，卵巢发育不良等不孕特征；其次，患者存在智力发育程度不一，寿命与正常人相同。45，X/45，X/46，XX或45，X/47，XXX等核型的Turner综合征患者，其临床表现根据嵌合体中哪一种细胞系占多数而异。通常正常细胞比例越高，症状愈轻，反之则病情越严重。Turner综合征患者若能早期发现，可采取激素治疗，促进第二性征的发育，提高生活质量，但一般不能生育，也有报道提示Turner综合征患者通过供卵可生育。

女性性染色体数目增多，如超雌综合征，又称47，XXX综合征，也是女性患者因性染色体数目异常导致不孕原因之一，临床常见月经周期不规则，月经稀发、乳房和外阴发育不正常、幼稚子宫、卵巢结构不清等症状，部分患者随性染色体数目的增多导致患者智力发育障碍。

男性性染色体较正常男性染色体多1条X染色体患者，常见于克氏综合征，即Klinefelter综合征，核型为47，XXY，又称先天性睾丸发育不全综合征，是男性最常见的性染色体数目异常引起的男性不育综合征。临床多表现为胡须和阴毛稀少、睾丸小而硬、小阴茎、第二性征缺乏、睾酮低、不育、智力基本正常或轻到中度智力障碍、多伴有心理及性格障碍。大部分克氏症患者伴有无精子症，少数患者精液中可见精子或仅在睾丸活检组织中发现精子。部分患者为47，XXY、46，XY/47，XXY、45，X/46，XY/47，XXY、46，XX/47，XXY、48，XXXY、48，XXYY及49，XXXXY等核型，以47，XXY最为常见。该病发病率多和患者父母高龄生育相关。嵌合状态患者疾病程度随性染色体数目增加而加剧。

Y染色体数目异常为Y多体，其核型有47，XYY、48，XYYY及47XYY/46，XY等。最常见核型为47，XYY，又称超雄综合征，在新生男婴中发病率为1/1000。部分XYY男性有生育能力，多数有轻至重度精子发生障碍而导致不育。一般认为Y多体的个体表型是正常的，但身材较高大、多数性情暴躁易发生攻击性行为。

2. **性逆转综合征**

性逆转综合征，即染色体核型与表型相反，外周血染色体核型为46，XY，表现为女性，临床主要表现为乳房不发育、卵巢条索状、无子宫、原发性闭经等，临床诊断为睾丸女性化综合征，无生育能力。46，XX，表现为男性，主要临床表现有睾丸小，不能产生精子或只能产生极少精子，故基本无正常生育能力。对男性性反转和女性性反转患者进行SRY基因检测，揭示SRY基因是性别分化的重要参与基因，但不是唯一基因，某些性反转的发生可能与SRY以外的基因异常。

3. **常染色体数目异常**

常染色体数目异常胚胎常引起死胎。患者能存活下来的常见有21号染色体三体型，即唐氏综合征47，XX或XY，+21，21号染色体比正常人多一条。21三体的产生主要由配子减数分裂时染色体不分离造成的，多与母亲年龄、孕期叶酸水平不足、其他致畸物接触史及长期辐射接触等有密切关系。

4. 染色体结构异常

染色体结构异常主要有染色体倒位、易位、随体异常及环形染色体等，上述染色体异常可引起人体相应的器官组织、结构或功能改变，引发一系列生理或发育异常，某些改变可影响生育功能，如男性可发生无精子症、少弱精子症等，女性可发生原发闭经、原发不孕、反复自然流产等，甚至引起死胎、畸胎及智障等。

倒位：染色体倒位是指一条染色体内发生2处断裂，产生的3个片段倒转180°后重新连接形成一条重排染色体，分为臂间倒位和臂内倒位。可导致流产或死胎。如果配偶一方为倒位携带者，可以形成不同类型的4种配子。以9号染色体倒位最常见，在人群中的发生率高达1.0%。一般认为9号染色体臂间倒位若涉及的区带属于异染色质区，则属正常多态变异，不会对表型造成影响，但是否引起胎停育等尚存在争议。染色体倒位虽然没有遗传物质丢失，但由于基因的排列顺序发生变化，可能引起不同遗传物质的位置效应，临床常表现为自然流产、不孕不育及少弱精等症状，其中以不良孕产史为最多。

易位：染色体易位是由于两条染色体同时发生断裂，相互交换断片后重新连接。不孕患者中常见的为罗伯逊易位和其他染色体的易位。染色体易位对妊娠结果的影响具体见下一节。

5. 染色体多态性

染色体多态性也称为异态性，是广泛存在于正常人群中不同个体间的各种染色体微小变异，如形态结构、带纹宽窄、着色强度等的明显差异。遵循孟德尔规律，主要涉及着丝粒、端粒、随体、次缢痕及Y染色体长臂远侧段等部位，主要表现为异染色质的变异；无遗传信息传递，通常不引起临床表型异常。但目前也有越来越多的研究发现这种多态性也可能具有遗传学效应，并且和一些疾病有关。异染色质的异常有可能影响减数分裂时染色体配对联会，乃至影响配子的形成，进而导致生育方面的异常。

二、单基因病

染色体是遗传物质的载体，而一对同源染色体上单个基因或一对等位基因发生突变所引起的遗传病称之为单基因遗传病，单基因遗传病因符合孟德尔遗传规律（分离定律、自由组合定律及重组定律），因此又称孟德尔式遗传病。目前已知的大多数遗传病均属于单基因病，如血友病、红绿色盲及苯丙酮尿症等。根据致病基因所处染色体和基因的表达方式不同把单基因遗传病分为常染色体显性遗传病、常染色体隐性遗传病、伴X显性遗传病、伴X隐性遗传病及伴Y遗传病。

1. 单基因遗传病常见遗传模式

（1）常染色体显性遗传病

致病基因位于常染色体上，呈显性遗传特点，其中任何一个等位基因发生突变，携带该等位基因者即发病。患者子女发病概率相同，均为1/2。常见常染色体显性遗传病有多发性成骨发育不全和视网膜母细胞瘤等。

（2）常染色体隐性遗传病

致病基因位于常染色体上，呈隐性遗传特点，等位基因纯合状态发病。双亲均携带致病基因突变，子女有1/4概率发病，1/2概率携带致病基因，但表型正常，1/4基因和表型完全正常，可根据孟德尔隐性遗传特点进行疾病发病风险评估。常见常染色体隐性遗传病有白化病、苯丙酮尿症等。

（3）伴X染色体连锁显性遗传病

致病基因位于X染色体上，呈显性遗传特点，患者双亲中携带即发病。双亲携带患病子女全部患病或女性全患病，男性1/2患病，可根据孟德尔伴X染色体显性遗传特点进行疾病发病风险评估。常见如抗维生素D佝偻病等。

（4）伴X染色体连锁隐性遗传病

致病基因在X染色体上，呈隐性遗传特点。男性携带即发病，女性携带，与正常男性婚配，子代男性有1/2患病，女性不发病，但有1/2携带者。常见如红绿色盲等。

（5）伴Y染色体遗传病

致病基因在Y染色体上，父亲患病，男性后代全部患病，女性后代正常。常见有外耳道多毛症等。

此外，除上述父母为致病基因携带外，父母基因正常，而在形成生殖细胞过程中出现在常染色体和性染色体上的新发致病突变，即De Novo突变，也会在子代呈现发病状态，并持续传递给后代。其发病概率估算可根据致病突变基因异常特点根据孟德尔遗传方式进行发病风险的评估和遗传咨询。

2. 不孕不育相关基因水平研究

遗传的改变会通过影响激素的产生、转换机受体信号传递，从而不同程度的影响生殖内分泌功能紊乱，导致女性不孕；也可影响精子的生成、成熟等，导致男性不育。

（1）女性不孕相关基因

下丘脑-垂体-性腺轴不同水平的改变可能影响性别决定、发育、性腺功能（包括激素合成及生育），影响女性不孕。柯尔曼氏综合征是一种X-连锁隐性遗传疾病，其特点为促性腺激素缺乏、性腺功能低下、不孕，同时伴嗅觉丧失或障碍。垂体水平基因突变包括GnRH受体、促性腺激素基因突变等，可引起低促性腺激素型性腺功能降低。FSH受体（Follicle-stimulating Hormone Receptor, FSHR）基因突变，患者均表现为原发闭经、卵巢衰竭。LH受体基因突变导致受体失活，出现男性假两性畸形。Atm/c2kit基因突变可引起始基卵泡的凋亡和数量减少。DAZL1基因突变可引起原发性闭经和POF。G769A突变、FSH受体基因突变，患者均表现为原发闭经、卵巢衰竭。X长、短臂基因突变、人骨形成蛋白15（BMP15）基因、FMR1（FRAXA）、抑制素（INH）基因突变、突变致脆性X染色体综合征（Fragile X syndrome）等都与卵巢早衰有关。如

FSHR、INSR、IL6、THADA及DENNDIA等可引起多囊卵巢综合征，使得患者出现内分泌及生殖功能障碍性疾病。苗勒管发育异常与手-足-生殖器综合征（Hand-foot-genital Syndrome，HFGS）患者的表型有高度相似性。HFGS综合征与HOXA13基因的点突变有关，其特征是不同程度的苗勒管融合不全等，是一种罕见的常染色体显性遗传病。

（2）男性不育相关基因

男性不育涉及一系列相关基因的改变。囊性纤维化病可引起输精管缺如和梗阻性无精子症，导致男性不育。雄激素不敏感综合征致病基因为雄激素受体基因（AR），引起雄激素不敏感综合征，临床分为4型：完全性睾丸女性化、不完全性睾丸女性化、Reifenstein综合征和激素及受体结合不稳定综合征。INSL3基因的5个突变位点（P49S，R73X，P93L，R102C，N110K）和LGR8基因的1个突变位点（T222P）可引起隐睾，导致男性不育。

线粒体为精子的运动提供能量，其基因组的变异与男性不育密切相关。线粒体基因的突变可导致精子活力降低及男性不育。黄体生成素受体（LHR）基因、卵泡刺激素受体（FSHR）基因、促性腺激素（gonadotropin）基因、促性腺激素释放激素受体（GnRHR）基因等的改变也会导致男性不育。

三、多基因病

人类的先天畸形中约15%~20%是由于染色体病和单基因病引起，10%是由不良环境因素所致，70%可能是遗传与环境因素相互作用导致的结果。临床常见的先天畸形有无脑儿、脊柱裂、唇腭裂及先天性心脏病等。

两对或两对以上致病基因共同作用导致的遗传病称为多基因遗传病，多基因遗传病受遗传因素和环境因素共同作用。根据遗传因素在疾病发生过程中作用的差异，通常用遗传度来评估遗传因素在疾病发生中的作用。鉴于多个基因参与某一疾病的发生，因此，参与遗传病的基因越多，患者性状越复杂，表型也越多。多基因遗传病的各个基因之间不存在显性或隐性关系，基因作用有累积效应，且受环境因素影响较大。

常见的多基因遗传病如先天性心脏病、小儿精神分裂症、家族性智力低下、脊柱裂、无脑儿、少年型糖尿病、先天性肥大性幽门狭窄、消化性溃疡、冠心病、重度肌无力、先天性巨结肠、气道食道瘘、先天性腭裂、先天性髋脱位、先天性食道闭锁、马蹄内翻足、原发性癫痫、躁狂抑郁精神病、尿道下裂、先天性哮喘、睾丸下降不全、脑积水、原发性高血压及冠心病等。

数量性状和质量性状是多基因遗传病的重要遗传概念。相对性状之间差别显著，常表现为有或无的变异，中间没有过渡类型，变异在一个群体中的分布是不连续的，这样的性状称为质量性状。遗传基础是一对等位基因。某一性状的不同变异个体之间只有量的差别，而无质的不同，其变异在群体中的分布是连续的，这类性状称为数量性状。如人的身高、体重、血压、智力及肤色等。

多基因遗传病的临床遗传特点：①数量性状的遗传基础也是基因，但不是一对基因，而是两对以上的基因；②这些基因彼此之间没有显隐性之分，是共显性的；③多个基因中的单个基因对表型的作用是微小的，称为微效基因（minor gene），多个微效基因的作用累加起来，可形成明显的表型效应，这一现象称为基因的加性效应（additive effect），故微效基因也称加性基因（additive gene）；④这些微效基因遵循孟德尔遗传定律；⑤表型效应除受多对微效基因的作用影响外，环境因素也起作用。

易感性（susceptibility）：多基因遗传病中由遗传基础决定的一个个体患病的风险称为易感性。易患性（liability）：多基因遗传病中一个个体在遗传基础和环境因素共同作用下患某种多基因遗传病的风险称易患性。多基因病中，易患性的高低受遗传基础和环境因素的双重影响，其中遗传基础所起作用的大小称为遗传率（heritability），又称为遗传度。一般用百分率（%）来表示。

风险评估主要考虑以下几个方面的因素：①多基因遗传病具有家族聚集现象，但发病率要低于单基因遗传病，且不符合单基因遗传病的遗传特点；②随亲属级别的降低，患者亲属发病风险率呈明显下降的趋势；③在群体中家族病例数越多，病变越严重，亲属发病率就越高；④患儿愈多，发病率愈高；⑤受近亲结婚影响也较大；⑥多基因遗传病受种族、人群及环境的影响较大。

第二节 遗传咨询

一、为什么要进行遗传咨询

出生缺陷是影响人口素质的重要因素，根据2012年9月原卫生部发布的《中国出生缺陷防治报告（2012）》统计，目前我国出生缺陷发生率在5.6%左右，每年新增出生缺陷患儿约90万例。"出生缺陷"，即通俗所说的"先天性畸形"，是指婴儿出生前发生的身体结构、功能或代谢异常。出生缺陷可由染色体畸变、基因突变等遗传因素或/和环境因素引起，也可由这两种因素交互作用导致，或其他不明原因所致。降低先天缺陷出生是提高人口素质的重要环节，也是全人类面临的挑战。遗传咨询是预防遗传病患儿出生的有效办法。遗传咨询包括婚前、孕前及产前的遗传优生咨询。

二、什么是遗传咨询

遗传咨询，也称为"遗传商谈"，指应用遗传学和临床医学的基本原理和技术，结合患者家族遗传病的发病谱系，与遗传病患者、患者亲属及有关社会服务人员讨论遗传病的发病原因、遗传方式、诊断、治疗及预防等问题，解答来访者所提出的有关遗传学方面的问题，在权衡对个人、家庭及社会利弊的基础上，给予婚姻、生育、预防及治疗等方面的医学指导。

三、"遗传咨询"的目的

遗传咨询最目的是降低遗传病患儿的出生率，预防出生缺陷的发生。

四、遗传咨询的对象

以下10类人群需进行遗传咨询：

（1）已生育过一个有遗传病或先天畸形患儿的夫妇；

（2）夫妇或家族中有不明原因的不孕不育史、原发性闭经、早产及死胎等疾病史；

（3）夫妇或家族中有性腺或性器官发育异常、不明原因的智力低下患者、行为发育异常患者；

（4）夫妇双方或一方可能有染色体结构或功能异常，如平衡易位携带者等；

（5）夫妇双方或一方，或亲属是遗传病患者或有遗传病家族史者；

（6）夫妇双方或一方可能是遗传病基因携带者；

（7）近亲结婚的夫妇；

（8）高龄夫妇（女性35岁以上，男性45岁以上）；

（9）夫妇一方或双方接触有害毒物作业者，如生物病毒感染、物理射线及化学药品等；

（10）其他需要咨询的情况，如意外事件心理需求者等。

五、找谁进行遗传咨询

遗传门诊医师、婚前检查医师、掌握遗传学知识的妇产科医师，实验室遗传咨询师等，您可以挂生殖遗传科、产科或妇科的遗传咨询门诊进行咨询。

近年来，随着测序技术的飞速发展，会产生大量的遗传筛查数据，其中有很多都是未见报道的遗传改变，这使得遗传检测结果如同"生命天书"，解释难度增大，兼之医学遗传学工作者、妇产科、儿科或内科医师在兼任遗传咨询师的工作，真正懂遗传咨询的临床医生不足5%，非专业的遗传咨询会导致遗传咨询结果缺乏客观性，会给咨询者造成极大的心理负担，甚至会造成孕妇做出终止妊娠的错误决定！因此，建议患者找有资质和有相关教育背景的遗传咨询师进行遗传咨询。

六、遗传咨询的一般步骤

1. 对所询问的疾病作出正确诊断，以确定是否为遗传病

遗传病的确定方法以家系调查和系谱分析为主，并结合临床特征，再借助于染色体、生化分析及基因检测等的结果共同作出正确诊断。如确定为遗传病，还须进一步分析致病基因是新发突变或遗传性突变，这对预测下次的发病风险有重要意义。通常建议患者充分了解自身家庭成员中相关疾病的发病情况，带齐之前所有的检查报告，同时进行相关的遗传检测，如生化检测、染色体核型分析及基因检测报告等。

2. 确定该遗传病的遗传方式

从遗传方式看，人类遗传病大致可分单基因遗传病、多基因遗传病和染色体病三大类。

3. 推算疾病复发风险率

按风险程度，可将人类遗传病分为三类：一类属一般风险率，指主要是由环境因素引起的疾病。第二类属轻度风险率，指多基因遗传病，它是由遗传因素和环境因素共同作用引起的。第三类属高风险率，所有单基因遗传病，或者双亲之一为染色体平衡易位携带者，其再发风险较大。

4. 向患者或家属提出对策和建议（如停止生育、终止妊娠或进行产前诊断后再决定终止妊娠或进行治疗等）

遗传咨询最好在婚前进行，起码应该在孕前进行，这样才能为妊娠做充分的准备。避免对遗传问题考虑不清楚的情况下进行受孕，尤其是错过相关筛查的关键时间节点，这会导致本来可以避免的悲剧发生。如患者属于高风险人群，在孕早期和中期，已开展有相关遗传病的筛查，明确遗传致病因素后于怀孕18~22周时施行羊膜穿刺术，确定胎儿会不会发生遗传疾病。一旦查出胎儿有先天性遗传病，出生后无法存活或无法矫治，应在知情选择的基础上终止妊娠。对于已经出生的遗传病患儿或畸形儿，就尽早咨询，并进行相关治疗，以免患儿失去最佳治疗时机，如苯丙酮尿症患儿在出生后及时通过特殊饮食治疗可保障患儿完全正常生长发育。

七、平衡易位的遗传咨询

染色体平衡易位是目前生殖中心医生经常面临的导致患者不孕不育及反复自然流产的原因。染色体平衡易位患者究竟能否生育健康后代？如果可以的话，生育健康后代的概率是多少？这不但是患者朋友期待了解的问题，同时也是很多医生朋友所急需了解的。

常规看，无论是教科书还是互联网的搜索都提示，染色体平衡患者在理论上可形成18种配子，其中2/18的配子形成的胚胎是可以正常存活的（完全正常配子和与亲代相同的染色体核型）。然而，从临床上的染色体平衡易位患者行PGD（胚胎种植前遗传学诊断）的结果来看，染色体平衡易位患者可供移植胚胎（正常的和平衡易位）的概率远大于2/18。男性染色体平衡易位患者较女性染色体平衡易位患者更容易产生正常配子。国外对平衡易位患者的1081个胚胎检测发现可移植胚胎（正常或/和亲代相同核型）为276个，占25.5%。其中男性平衡易位因素的胚胎中，可移植胚胎比例为29.8%；女性因素可移植的胚胎中最终比例为23%。因此，建议临床医生在进行平衡易位咨询过程中要摆脱1/18观念的束缚，真正的遗传咨询过程中也要充分考虑患者的年龄、卵巢储备方面的信息，给患者一个正确的导向。

第三节　PGS和PGD

随着测序技术的发展，将胚胎在植入前进行遗传学筛查，是将遗传学和人类辅助生殖技术相结合而发展起来的一项新技术，称"第三代试管婴儿"技术，它是产前诊断的延伸，可以为染色体疾病、单基因遗传病患者提供植入前筛查，可避免夫妻怀上患有染色体或基因异常的胎儿，有效地防止有遗传疾病患儿的出生。目前常见有胚胎植入前遗传学筛查技术（Preimplantation Genetic Screening, PGS）和胚胎植入前遗传学诊断技术（Preimplantation Genetic Diagnosis, PGD）。这两种技术都可以直接筛出有问题的胚胎，挑选正常的胚胎植入子宫，以期获得正常的妊娠，提高患者的临床妊娠率。但二者最大的不同在于PGS是一种遗传学筛查，PGD是一种遗传学诊断，两者筛查的目标不同，适应人群也不尽相同。

一、胚胎植入前遗传学筛查技术（PGS）

胚胎植入前遗传学筛查是取第三天胚胎的1~2个单细胞或第5天囊胚外滋养层细胞3~5个，基于FISH、aCGH、SNP或NGS技术对移植前胚胎行胚胎染色体数目或结构是否异常的筛查，也是一种早期产前筛查方法。通过挑选正常的胚胎植入子宫，以期获得正常的妊娠，提高患者的临床妊娠率，降低多胎妊娠风险。

1. 适用人群

①≥35岁的高龄孕妇；②复发性流产患者；③试管婴儿失败者（≥3个周期）；④严重的男性不育患者。

2. 意义

PGS技术具有增加不孕患者怀孕的机会，同时也减少流产或孕育畸形胎儿的风险。

> **知识拓展**：染色体数目和结构正常是保证试管婴儿成功率的前提，然而胚胎移植后会受到母体子宫环境、感染、饮食及生活环境等因素的影响，这会导致胎儿在发育过程中染色体畸形的发生和胚胎停育等。值得注意的是，PGS成功受孕后，孕妇仍然需进行常规的产前检查。

二、胚胎植入前遗传学诊断技术（PGD）

移植前基因诊断技术，即胚胎植入前遗传学诊断。PGD是取第三天胚胎的1~2个细胞或第5天囊胚外滋养层细胞3~5个，通过FISH、aCGH、SNP或NGS技术，将有基因变异的胚胎挑选出来，选取正常的胚胎移植入子宫，可避免夫妻怀上患有基因异常的胎儿，保证生育健康的后代。

1. 适用人群

①曾因严重基因问题而被迫人工流产经历的患者；②怀上或已有严重基因问题孩子的患者；③亲戚或家人已有怀上严重基因疾病孩子的先例；④患有家族基因遗传病史患者；⑤染色体平衡易位患者等。

2. 意义

①对高龄孕妇和高危妇女行PGD可有效地避免遗传病患儿的出生；②可以有效地避免传统的产前诊断技术对异常胚胎进行治疗导致的流产，中期妊娠遗传诊断及终止妊娠所致的危险和精神负担；③可排除携带遗传病的胚胎，阻断致病基因在人群中的传递，减轻家庭及社会负担。

PGD现已用于部分常见单基因缺陷的特殊诊断，如Duchenne型肌营养不良、脆性X综合征、黑矇性白痴、囊性纤维病、Rh血型、甲型血友病、镰刀型细胞贫血、地中海贫血、新生儿溶血、21抗蛋白缺乏症、黏多糖贮积症及韦霍二氏脊髓性肌萎缩等。

三、PGS技术和PGD技术的选择

目前来讲，PGS和PCD技术均有严格的适应证，只有符合适应证的人群医生才建议选择PGS或PGD。此外，PGS和PGD技术的费用是在正常一代、二代试管婴儿技术的基础上，再增加相关遗传筛查的费用。因此，第三代试管婴儿技术（PGS/PGD）的费用也显著高于第一代和第二代试管婴儿技术。因此，如没有明确指征，没必要选择第三代试管婴儿技术。门诊医生会根据患者的病情来综合分析，给出最适合患者的建议。